Mi Segunda Oportunidad

A los pies del Maestro

ZORAIDA E. BARCIA

Mi Segunda Oportunidad

A los pies del Maestro

Primera Edición 2023

ISBN: 978-1-962657-03-7

El texto bíblico ha sido tomado de la Santa Biblia, Reina Valera 1960

Publicado por:
Casa Editorial
AP Wells Foundation

Edición y corrección de estilo
Idelisse Almodóvar

Diseño de portada e interior: Jannio Monge

Categoría:
Salud-Testimonio-Vida Cristiana

Dedicatoria

Dedico este libro a los pacientes de trasplante, y a sus familias. Tanto ellos, como yo, hemos pasado el proceso de la compatibilidad, el reto de la rehabilitación, y no menos importante la adaptación en muchos aspectos a esta nueva realidad.

De igual manera quiero dedicar este escrito al Personal Médico y Auxiliar de la Unidad de Trasplante del Jackson Memorial Hospital. Ellos dedican su vida no solo a la ciencia, sino a la labor humana de traer esperanza y ser parte de un milagro de vida, conectando una vida a otra vida.

Le quiero hacer extensiva esta dedicatoria a toda mi familia física, de la fe y amistades de tantos años que fueron testigos del poder sobrenatural de Dios, y tocados al ver el milagro que sucedió en mí ser.

Es mi deseo que este libro sea un legado para todas estas vidas, y muchas más que serán testimonio de la existencia y manifestación *del Dios de ayer, de hoy y por los siglos.*

DIOS ES UN DIOS DE SEGUNDAS OPORTUNIDADES

*Así que, hermanos míos amados, estad firmes
y constantes, creciendo en la obra del Señor
siempre, sabiendo que vuestro trabajo en el Señor
no es en vano.*

1 Corintios 15:58

Agradecimiento

m i total agradecimiento *al Rey de reyes y Señor de señores, Jesús de Nazareth, el autor y creador de mi Segunda Oportunidad.*

Agradezco a mi familia empezando por mi madre Margarita y mi padre José Barcia (qepd), a mis hermanos, sobrinos, primos, primas, y toda mi familia en general; pero un agradecimiento especial a mi hermosa sobrina María Andrea, la mayor demostración del amor del Padre Celestial.

Doy gracias a mis amistades de Ecuador, USA, y otras naciones, que con sus llamadas y mensajes alegraban mi corazón y me aportaban la motivación de creer que pronto los vería. Gracias de manera especial para Alexandra Clarkson, esa amiga que el Espíritu Santo trajo en el momento indicado, y quien a través de 50 años me ha enseñado de sus talentos, y calidad humana. Alexandra actuó como el guardián perfecto y facilitador durante el proceso al estar atenta de todas las gestiones médicas y con mis familiares en medio de este tiempo.

Un agradecimiento a mi querida familia en Cristo, a ustedes discípulos, y a ustedes pastores de diferentes naciones; los cuales junto a sus congregaciones demostraron el poder de la oración, la fe sobrenatural y creyeron que Dios lo haría y lo hizo. Gracias a toda la Red Shammah, Pastores Steven y Diana Filkestein por su liderazgo al pararse en la brecha hasta ver la promesa cumplida.

Gracias al Ministerio Rey Jesús en Miami, y al Apóstol Guillermo Maldonado por ser la plataforma espiritual que Dios usó para mi crecimiento y capacitación dandome las herramientas necesarias que me guiaron a entrar en mi llamado y propósito.

Mis más profundas palabras y sentimientos de agradecimiento a la familia del donante o la donante. Gracias a ustedes que en medio de las circunstancias que pasaron fueron más allá del sacrificio por amor. Agradezco su valiosa decisión.

Para concluir, extiendo este agradecimiento al Equipo y Personal Médico de la Unidad de Trasplante del Jackson Memorial Hospital en Miami, Florida; quienes fueron parte de este proceso. Entre ellos: Dr. Atkin Tekin, Dr. Genaro Selvaggi, Dr. Rafael Núñez Dos Santos, Dr. Vinghesh Venkatasamy, Dr. Paolo, Carmen Rodríguez RN, Elmer Cacayorin RN, Dr. Eric Martin, y todo el Personal de MTI dirigido por su líder Dr. Rodrigo Vianna. Gracias por su profesionalismo, excelencia y compromiso durante la pandemia, año en que sucedieron los eventos.

¡Muchas gracias a todos!

Dios les bendiga, con agradecimiento

ZORAIDA E. BARCIA

UNO ES DEMASIADO PEQUEÑO PARA HACER COSAS GRANDES

Y bienaventurada la que creyó, porque se cumplirá lo que le fue dicho de parte del Señor.

LUCAS 1:45

Índice

Prólogo /**13**

Introducción /**15**

1. Encuentro cara a cara con el amor absoluto /**19**

2. El comienzo de un camino de fe /**27**

3. Llamada a vivir en una fe sobrenatural /**37**

4. El propósito al unir fuerzas /**53**

5. Rendida a sus pies /**61**

6. Levantada por su amor /**73**

7. Seguir creyendo /**83**

8. Entrando a la nueva temporada /**91**

9. Caminando en mi segunda oportunidad /**99**

Epílogo /**105**

Oración de Sanidad /**107**

Bibliografía /**109**

Prólogo

Oír del Dios de las "Segundas Oportunidades" no es lo mismo que experimentar su gracia y amor en un tiempo difícil para nuestra vida.

Durante nuestro peregrinar por esta tierra pasamos por procesos y dificultades que lejos de alejarnos o sacarnos del propósito, buscan impulsarnos a entrar en el cumplimiento de nuestra asignación conforme al llamado que recibimos.

Mi Segunda Oportunidad es un libro que refleja el testimonio realmente vivido por nuestra hermana en Cristo y amiga Zoraida Barcia; antes, durante y después de un delicado trasplante de hígado que le ha dado la posibilidad de crecer significativamente y entrar en una nueva temporada para vivir y encontrarse con su razón de ser en el camino de la fe en Jesucristo.

Mi Segunda Oportunidad es un libro que lo llevará a despertar la fe y aprender a confiar en el poder y gracia de nuestro Señor Jesucristo, para así lograr superar todos los obstáculos que en la vida se nos presentan. Ser capaz de entender y comprender que el Dios de los pequeños y grandes detalles tiene el control de nuestra vida, es aprender a descansar en Él; pero sobretodo es crecer en la maravillosa aventura de aprender a confiar y vivir por la fe poniendo toda circunstancia en las manos del Eterno.

Es el tiempo de conocer a Dios y de experimentar su gracia en nosotros, para así compartir la extraordinaria experiencia de confiar en el único y verdadero Dios que se manifiesta en nuestras vidas con amor y poder sobrenatural.

DR. ROBERTO VELAZCO

Pastor y Presidente Fundador de

Bethesda Ministerios Internacional

Introducción

Es un privilegio cuando Dios habla a tu mente y corazón, y te permite ser partícipe de sus sueños. Este libro es un sueño, no de hombre, sino de ÉL.

Dios es el perfecto arquitecto de nuestras vidas. Es el que comienza la obra y la completa. ¡Unos siembran, otros plantan, pero Él perfecciona todo para su gloria!

Fuimos creados con un propósito divino; y a pesar de los ciclos de vida donde nacemos, crecemos, somos fructíferos en muchas áreas, vamos construyendo y nos multiplicamos porque es la ley de la vida, llega un momento donde eres llamado a cumplir el designio por el cual fuiste creado.

Eres atraída o atraído por esas maravillosas cuerdas de amor del Padre celestial, quien te lleva a tierras fértiles para que florezcas y seas de bendición a otros, comenzando por tu primer ministerio, que es tu familia.

Para llegar al cumplimiento pasarás a lo largo del camino por procesos que son necesarios. Muchos serán de dolor, otros de renovación, algunos de sufrimiento y tristeza, también habrá gozo, pero cada uno te llevará si lo permites *a la estatura* del *varón perfecto*. Por lo general se comienza como un carbón que al pasar por el fuego se transforma en un diamante perceptible a los ojos del hombre. Dios nunca te recordará tu pasado. Al contrario, Él lo transforma en bien para su obra y gloria.

Estamos de paso por la tierra; recuerda que todo esto es temporal. Busca que tu enfoque sea eterno para cumplir ese propósito divino que trasciende por generaciones, y que tu testimonio sea recordado y hablado como tu legado. Este debe buscar que los demás sean tocadas por el poder de Dios a través de ti o de mí.

Mi vida fue transformada desde el día que lo conocí, y en especial durante la profundidad de esos procesos que me llevaron a tener una relación más íntima con mi Padre Celestial. Busca la razón de tu existencia. La misma Palabra de Dios nos exhorta a *buscar primeramente el Reino de Dios y su justicia, y todo lo demás será añadidura.*

Por medio de este libro en el cual queda plasmada la vivencia donde la ciencia y el poder sobrenatural de Dios se unieron con un propósito para un milagro de vida, es mi objetivo traer un legado de bendición mediante mi testimonio.

Cuando uno piensa que ya la carrera ha terminado, surge una intervención divina donde la justicia y la verdad de Dios te dicen: no te preocupes hijo(a); todavía hay una "Segunda Oportunidad". Si te estás enfrentando o te enfrentas a un momento en el cual tienes que vivir esta etapa, inmediatamente lleva tu situación a Dios. ¡Él te dará el consuelo y salida como piloto y guía de esta nueva temporada!

¡No dudes! ¡El dejarlo todo en las manos de Dios y confiar en su cuidado es tu mejor decisión!

TRASPLANTE

Ciencia y Poder Sobrenatural
Conocimiento y Sabiduría Divina
Donante y Manifestación
Sobrenatural
Amor humano y Amor Divino

*Nadie tiene mayor amor que este, que
uno ponga su vida por sus amigos.*

Juan 15:13

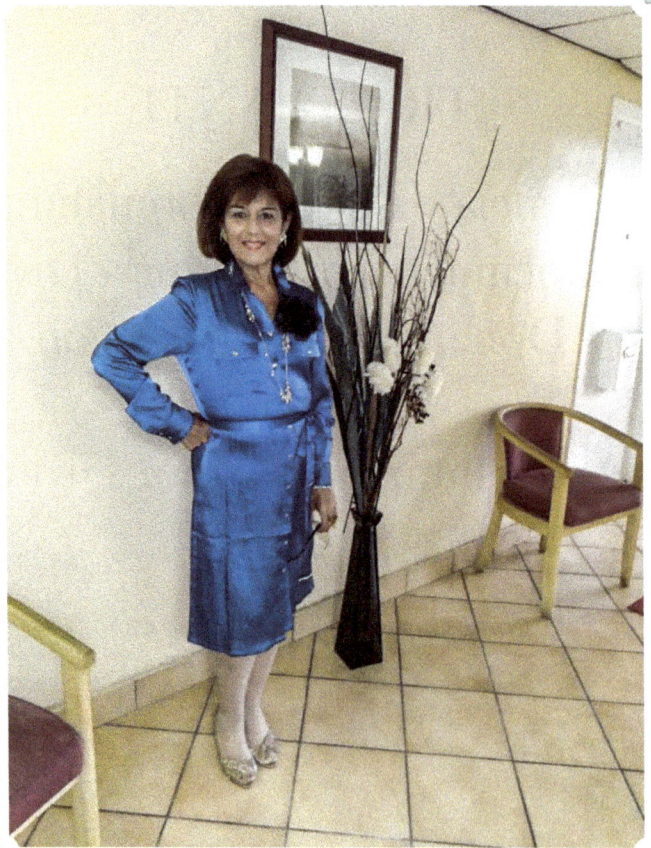

CAPÍTULO 1

Encuentro cara a cara con el amor absoluto

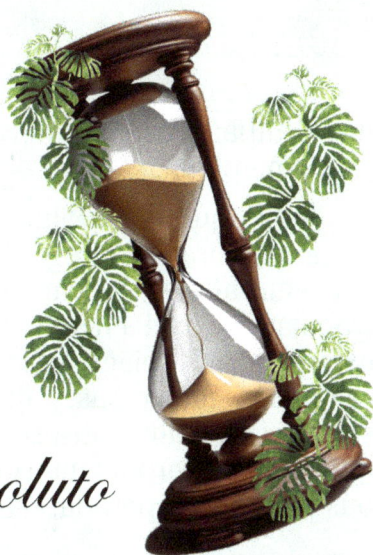

uando tienes el conocimiento de una verdad, especialmente de la única verdad absoluta, comenzarás a entender todas las "causalidades" que transcurren a lo largo de tu vida y en tu caminar diario sin importar las circunstancias. Esta realidad te llevará a ver el porqué de muchas situaciones que al momento de suceder no entiendes, pero hacen que luego todo apunte hacia algo mayor, ese propósito que tiene que cumplirse en tu vida. Me refiero al plan de Dios, el propósito divino, el llamado eterno y generacional que va más allá de nuestra lógica y pensamiento natural.

Porque Jehová es bueno; para siempre es su misericordia, Y su verdad por todas las generaciones.

SALMO 100:5

La historia que vamos a emprender a partir de ahora, es mi historia, y comienza desde el día que no entendí porque sentía un vacío en mi corazón. Aun cuando de acuerdo a mi criterio era feliz, y por cierto muy feliz ya que me sentía completa; en realidad me faltaba la esencia perfecta dentro de mi ser para sentirme plena.

Sabía que había algo más, pero no podía identificar lo que era. Me preguntaba día y noche, día tras día, entre mis afanes, durante mis tiempos de estudio y hasta trabajando vivía en una incansable búsqueda que se extendió a mis relaciones. Comencé a buscar en diversas religiones, ideologías y filosofías de vida, métodos de sabiduría humana para ser feliz, seminarios de apoyo, y mucho más, pero mi interior seguía igual. Estaba en una búsqueda desesperada.

Porque te abates, oh alma mía, ¿Y por qué te turbas dentro de mí?

Espera en Dios; porque aún he de alabarle, Salvación mía y Dios mío.

SALMO 43:5

Te invito que caminemos juntos, este caminar que me dirigió a tener ese hermoso encuentro cara a cara con Jesús de Nazareth, y donde a partir de ese encuentro mi vida no volvió a ser igual.

Soy arquitecta de profesión, una profesión que amo porque me gusta la creatividad y la belleza. Entre más genuino es el diseño, me parece mucho más excelente. Mi enfoque principal ha sido siempre la atención al cliente. Tuve la bendición de rodearme con profesionales excelentes que nos impulsaban a desarrollarla junto a la originalidad, el contraste, la belleza, el ritmo y demás factores que ayudan al crear un diseño único para cada cliente.

Durante mi etapa universitaria levante una pequeña empresa de eventos dirigida a la planificación y decoración de enlaces matrimoniales cuyo nombre era:

"Zory's Exclusividades" y estaba fundada en mi país de nacimiento Ecuador.

Esta fue una época fascinante donde pude cumplir con muchos compromisos de amistades y familiares hasta que terminé la carrera universitaria y me gradué de Arquitectura y Urbanismo.

Logré en esta etapa alcanzar mi propósito y expectativas personales, y también la de mis padres. Ellos muchas veces me preguntaban: ¿cómo podía consolidar ambas profesiones al mismo tiempo?

La verdad es que caminaba con prontitud, enfocada y con mucha fe de que todo estaba en manos de Dios. Él me daba las fuerzas dentro de mi creencia católica. Te preguntarás ¿porque hago esta connotación? El énfasis viene porque muchas veces cumplimos metas personales, metas que como seres humanos van completando etapas de crecimiento, desarrollo personal, madurez, y que son parte de nuestro bienestar integral rumbo al siguiente escalón de nuestra vida.

Al poco tiempo de este logro, sentí la inquietud de alcanzar estas metas en los Estados Unidos. En realidad no tenía la menor idea de cómo lo iba a hacer, pero sabía que llegaría el día donde vería estos anhelos cumplidos.

Lo que me impulsaba iba más allá de un sentir. Era más que un deseo personal, era más que un anhelo, mayor que una idea, inquietud o reto; y aun cuando no lo entendía seguía creyendo en esa visión que ahora comprendo. Dios fue quien puso en mi espíritu el querer y la motivación de caminar en fe hasta que se produjo el hacer.

Porque Dios es el que en vosotros produce así el querer como el hacer, por su buena voluntad.

FILIPENSES 2:13

21

Y así es como comienza esta aventura Cristo céntrica donde iba y venía de los Estados Unidos con la esperanza e iniciativa propia de hacer realidad mi decisión. Puedo decirles que la transición no fue fácil como muchos piensan. La estabilidad que tenía en ese momento era buena y confortable, por lo que no era una necesidad prioritaria para mí el emigrar y radicarme en Norteamérica. Al contrario, mi meta era expandir "Zory's Exclusividades" y lo intenté muchas veces; pero las puertas no se abrían. Tocaba y tocaba puertas hasta que llegó el punto de desistir de la idea. Me encontraba cansada, frustrada y pensando que no lo había podido lograr.

El día 27 de enero del 2001, a mis 33 años decidí radicarme en América del Norte tomando un primer paso radical y difícil dejando atrás toda la plataforma creada, vivida y desarrollada en mi país, así como familia y amistades. Sin embargo, este era el momento de hacerlo. No había otra manera de llevar a cabo mi meta. Fueron muchos altos y bajos en los primeros meses. Las conexiones naturales no se lograban, pero hubo una conexión que tenía un gran propósito, claro que sí, una sola y era la correcta.

Conocí en el trabajo a mi primera supervisora Mary de Pena. Ella es una dama de origen cubano, cristiana y sanada de cáncer terminal de estómago por una intervención divina donde Jesús la sanó. La recuerdo muy bien, no solo por su carisma sino también por su forma de ser. Estaba siempre alegre, llena de vida y segura que todo lo que ella hacía era un ¡*Sí y Amén*! Me sorprendía cada día su forma de vender, su forma de hablar a los clientes y sobretodo su forma de concretar un negocio.

Un día le pregunté si podía acompañarla para aprender su vocabulario comercial. Ella estaba feliz porque así tendría ayuda; pero de inmediato me dijo: *no te involucres en mi transacción, tú tan solo mira y aprende,*

aprende y mira. Fue así como conocí su maravillosa estrategia al llevar el evangelio de la paz a toda criatura. Ella practicaba la *gran comisión* y mandato divino sin descuidar el negocio. Por el contrario, entendí que la prioridad era presentar a su dueño, el dueño de su vida, su sanador y restaurador, a Jesús de Nazareth.

Logré entender que por razones de normas en el trabajo, no podía anexar lo santo con lo del mundo con sus fuerzas, sino bajo la guianza divina.

Era realmente hermoso como las personas eran tocadas y al mismo tiempo se cubría las necesidades comerciales porque Dios honraba grandemente su trabajo.

Y les dijo: Id por todo el mundo y predicad el evangelio a toda criatura. El que creyere y fuere bautizado, será salvo; más el que no creyere, será condenado.

MARCOS 16:15-16

Y es así como fui conociendo al Gran YO SOY y su inmenso amor y poder; aunque todavía no había recibido la revelación completa. Cada día que pasaba me enamoraba más y más de sus maravillas hasta que un día Mary me compartió el mismo evangelio que les enseñaba a los clientes. Era tan simple y sencillo que al ella entrar por la puerta de mi casa, sentí una paz que no era usual. Pude sentir algo diferente en el ambiente, era como un viento suave que llenó la atmósfera.

Yo era católica de nacimiento y todos mis caminos fueron basados en esta doctrina, aun mis estudios universitarios. Por el testimonio de mi padre fue que aprendí lo que es el temor a Dios, la importancia del evangelio y el ayudar a los hermanos.

23

Ese día sábado acepté al Señor Jesucristo como mi Salvador y sentí que algo nuevo había entrado a mi vida. Era diferente lo que recibí, me brindaba paz y gozo al mismo tiempo; pero todo esto era nuevo para mí.

Me sentía como una niña danzando, adorando, leyendo la Palabra, oyendo prédicas y viendo programas de ministerios que me hablaban al espíritu. Era realmente un cambio radical de 180 grados y el principio de una hermosa relación personal con Dios por medio de Cristo Jesús.

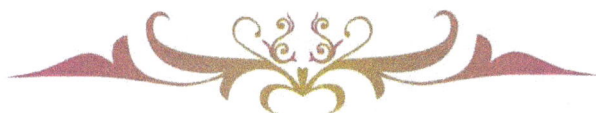

HADASSAH'S
EVENTS PLANNING
Excellence Is Now

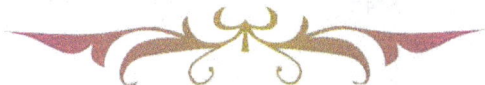

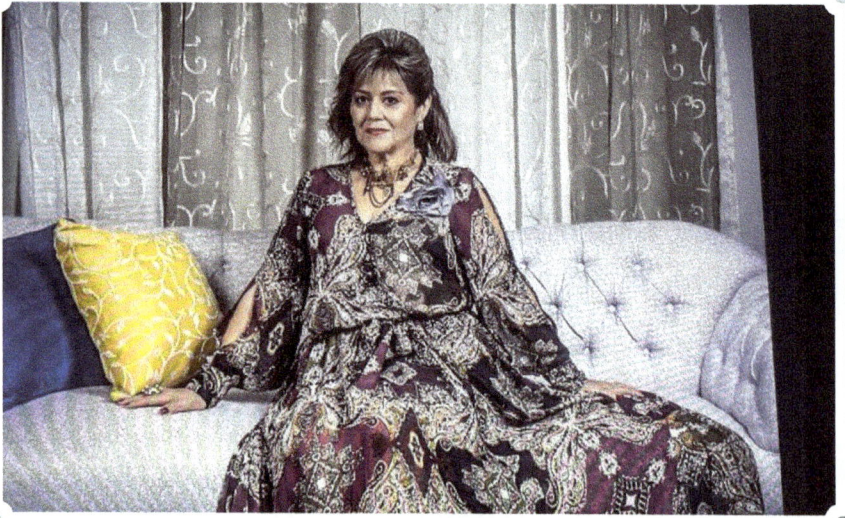

Capítulo 2

El comienzo de un camino de fe

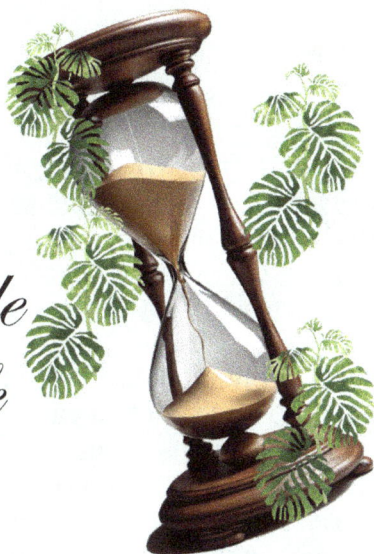

...que si confesares con tu boca que Jesús es el Señor, y creyeres en tu corazón que Dios le levantó de los muertos, serás salvo. Porque con el corazón se cree para justicia, pero con la boca se confiesa para salvación. Pues la Escritura dice: Todo aquel que en él creyere, no será avergonzado.

ROMANOS 10:9-11

De alguna manera lo que estaba viviendo era un gozo y una paz inexplicable. ¡Me sentía que no estaba sola! A la vez experimentaba una sensación sobrenatural que confrontaba mi naturaleza de razonamiento donde analizaba todo lo que me acontecía. Ahora era imposible hacerlo de la misma manera porque todo lo que proviene de Dios no tiene sentido lógico muchas veces en el razonamiento humano. Este era un nuevo camino de fe.

Soy una mujer de ciencia, me gusta estudiar y saber el "porque" de lo que sucede. Justamente eso fue lo primero que Dios rompió en mi vida, además del intelectualismo y el razonamiento natural. Me preguntaba ¿será eso malo?

¡Claro que no! Dios mismo en su Palabra en el libro del profeta *Óseas 4:6-7 aclara que el pueblo de Dios perece por falta de conocimiento.* Lo que está mal es la falta de balance entre el saber y la fe. Esto puede impedir la manifestación sobrenatural del Espíritu Santo donde vemos la misma Mano de Dios moverse con poder.

El conocimiento es un medio para crecer en muchos aspectos y penetrar a mayores profundidades en el Espíritu. Es una forma de abrir más el entendimiento y descubrir los tesoros divinos, diseños y agenda de Dios para tu vida, así como revelaciones únicas. Todo esto crea un mayor deseo de conocerlo a Él y su esencia divina al comenzar a sentir que eres UNO con el GRAN YO SOY.

Es ahí donde entendí que el conocimiento no es malo. Por el contrario, es esencial para no perecer, ni ser ingenuos o tropezar con la agenda del maligno, o de planes perversos del enemigo, que buscan atacar por medio de las debilidades en nuestra carne.

Es así, que creció en mí el conocer más a fondo a ese Cristo Jesús ungido que no solo tocó mi vida, sino que la impactó. Él sabía que por medio del espíritu de ciencia, me iba a atraer. ¡ÉL es el PERFECTO ARQUITECTO DE NUESTRAS VIDAS!

Al poco tiempo, sus cuerdas de amor me llevaron a una plataforma de crecimiento y desarrollo en el Ministerio Internacional Rey Jesús. Allí fui entrando en esa atmósfera espiritual, estudiando y equipándome natural y espiritual-mente por grandes hombres y mujeres de Dios que sirven continuamente en el ministerio. Es así como el servicio me demostró la sensibilidad humana, la misericordia de Dios, el amor ágape, el caminar la extra milla por amor a la humanidad, y el ser testigo de su poder sobrenatural.

Una de las manifestaciones de este poder que más impactó mi vida, y que me influyó al tomar la decisión de seguir sus caminos y romper todo paradigma de hombre ocurrió durante un servicio de sanidad. Ahí pude ver cómo se paraba de una silla de ruedas una mujer que había estado sentada en esta por años y vivía sentenciada a usarla de por vida.

Para mí cayó en ese momento todo muro de incredulidad, duda y razonamiento ya que sin ser tocada por nadie externo, ella se levantó de la silla que la retenía. ¡Sí! ¡Es así! Lo más hermoso del milagro es que lo pude ver con mis propios ojos sin que nadie me lo contara. Pude ser testigo del poder sobrenatural del Espíritu Santo actuando para levantarla.

¿Quién como tú, oh Jehová, entre los dioses?

¿Quién como tú, magnífico en santidad, terrible en maravillosas hazañas, hacedor de prodigios?

ÉXODO 15:11

Wow, mi asombro era tan grande que literalmente me enfoqué en disfrutar ese glorioso momento. A partir de ese día, me pregunté:

¿Qué hago yo aquí?

¿Cuál es mi misión en la tierra?

¿Qué propósito Dios tiene para mí?

Así hubo muchas preguntas más que solo en mi espacio de intimidad con Dios, y leyendo y meditando en la Palabra, pude descifrar poco a poco.

Al poco tiempo, un día 21 de abril del año 2002, me bauticé en las aguas y recibí el regalo divino del don de lenguas. ¡Qué domingo más glorioso! Pude vivir lo que dice la Palabra, era una nueva criatura en Cristo Jesús ya que solo así podremos entrar al Reino de los Cielos.

Yo, a la verdad os bautizo en agua para arrepentimiento; pero el que viene tras mí, cuyo calzado yo no soy digno de llevar, es más poderoso que yo, él os bautizará en Espíritu Santo y fuego.

MATEO 3:11

Como podrán darse cuenta, el camino por el que Dios me llevaba al tomar la decisión de radicarme aquí en USA el 27 de enero, me guiaba al cumplimiento del propósito ya que a los pocos meses acepté al Señor, e inmediatamente fui bautizada en las aguas y en el Espíritu Santo. Entendí que estaba siendo apartada y sellada por el Padre para que no tomara caminos errados.

Voy a compartir unos consejos de la Biblia, que es la Palabra de Dios, y que considero apropiada para este momento. No hay crecimiento en el reino sin obediencia a los mandamientos de Jesús y sin actuar como un verdadero discípulo que tiene la sencillez de un niño a las enseñanzas de la Palabra de Dios. *Somos llamados a ser hacedores más que oidores.* Te animo a leer Santiago 1:21-25 donde verás todos los versículos.

No hay crecimiento constante, ni fruto como ciudadanos de Reino, sino nos proponemos aceptar la corrección y guía del Espíritu Santo. *Y no contristéis al Espíritu Santo de Dios, con el cual fuisteis sellados para el día de la redención. Efesios 4:30*

Comienzo mi camino.

El entrenamiento era necesario para *ser formada a la estatura del varón perfecto.* Me refiero a la excelencia. Tan pronto comencé a servir en este primer ministerio donde estaba, me propuse una meta que el Señor escuchó, y se me dio la oportunidad de crear decoraciones para el Ministerio de Nuevos Creyentes. Oraba y Dios me daba diseños genuinos de como decorar las mesas, los platos del desayuno y así comencé a plasmar "Zory's Exclusividades" en lo que hacía.

Inmediatamente se me fueron abriendo más oportunidades de trabajo y de servicio en el ministerio como: ujier, centro de llamadas, evangelismo e intercesión. Al mismo tiempo iba creciendo en mi liderazgo y recibiendo clases en el Instituto Sobrenatural del Rey Jesús.

Fue una capacitación de cinco años de arduo trabajo y dedicación porque decidí ser radical. Escogía servir a Dios o al mundo. Escogí servir a Dios. Después de pasados esos 5 años surgió mi liderazgo como mentora. Era una gran responsabilidad en autoridad y cuidado pastoral. Recuerdo que yo decía que era como ser un pequeño pastor o pastora, porque así lo veía. En ese punto mi crecimiento cristiano fue a otro nivel. Doy gracias por cada una de esas oportunidades.

Al mismo tiempo que crecía en el llamado, también aumentaba mi labor con los eventos; pero decidí cambiar el nombre a la pequeña empresa. De "Zory's Exclusividades" lo llamé "Hadassah's Event Planning". Este cambio le dio fuerza a la compañía que ya estaba ejerciendo aquí en USA legalmente.

La expansión llegó al punto que la compañía se diversificó en varias áreas y pude visualizar la mano de Dios porque todos los diseños eran totalmente diferentes y ninguno se repetía. Todavía recuerdo que oraba y le pedía a Dios dirección, creatividad, armonía, belleza y luego podía ver cómo cada diseño era único.

Esto era totalmente diferente a lo que me pasaba en Ecuador, mi país de origen donde el negocio era movido por mi creatividad, mi diseño, mi talento. Aquí en USA sabía que no era yo, ni eran mis manos, sino que era el Espíritu Santo tomándolas para plasmar los diseños de Dios. Y puedo decir que sí que lo eran, ya que su sello estaba por completo en los diseños y podíamos reconocer totalmente que era su obra y no la nuestra.

Realmente era sorprendente porque aunque tenía que trabajar los diseños con el material disponible y no con productos terminados como los que están accesibles en las facilidades de este país, el resultado era impresionante. Admiraba mucho ver una obra completa.

Me movía y caminaba por los diversos parques recogiendo material que después era tratado por Dios mismo y la guianza del Espíritu Santo. El Señor me llevaba a lugares donde había material disponible. En este país me volví de manera consciente una colaboradora de uno de los negocios del Reino de Dios, un solo cambio activó lo precioso de Dios y su agenda.

El volverme mentora iba formando mi carácter en Cristo Jesús. Era otra etapa como discípula e hija de Dios. Esta fase te hace crecer muchísimo en cuanto relaciones. El ser un discípulo te ayuda en tu formación y a avanzar con los atributos del Espíritu Santo guiado por un mentor que busca encaminarte en tu propósito.

Ser mentor es ser un guía, un maestro, un consejero, un ejemplo con el testimonio y un motivador para que otros alcancen sus objetivos. Los mentores son la extensión del pastor principal, de la cabeza ministerial y el manto que en ellos reposa baja sobre sus hombros como parte del gobierno y liderazgo que ejercen y alcanza a los que están bajo su cobertura.

Un buen líder ayuda a caminar en orden a sus discípulos con el mismo ADN que porta, el de Dios Padre en Jesús, y también los ayuda a llevar las cargas y supervisa hasta que están listos para seguir al siguiente nivel. Por esta razón un mentor debe ser entrenado, equipado y levantado hasta que está maduro para poder desarrollar sus dones y talentos, así como a la vez lo hace con otros a su cargo.

Lo que por gracia recibió, ahora por gracia imparte mientras cuida de las vidas de aquellos que luego harán lo mismo que él o ella. Un nuevo proceso comenzó con este cargo en el que corríamos con la visión de la casa cumpliendo el segundo mandato divino: Id y haced discípulos a todas las naciones, Mateo 28:19 ¡Está es la Gran Comisión!

Por tanto, id, y haced discípulos a todas las naciones, bautizándolos en el nombre del Padre, y del Hijo, y del Espíritu Santo; enseñándoles que guarden todas las cosas que os he mandado; y he aquí yo estoy con vosotros todos los días, hasta el fin del mundo. Amén.

MATEO 28:19-20

Dios puso en mi camino muchos discípulos. Entre ellos mujeres, madres solteras, viudas, jóvenes, hombres (solteros separados, inmigrantes), matrimonios y hasta niños. Era un grupo muy diverso que juntos nos fuimos formando y creciendo. Alcanzamos el proceso siendo diáconos, ancianos(as) y muchos como líderes y mentores. Vimos muchas manifestaciones sobrenaturales y respuestas de Dios a las necesidades, rompimientos, uniones, procesos, koinonias, y éramos parte de una gran familia, la familia de Cristo.

El caminar con nuestro Señor Jesús no es fácil, en especial cuando eres la atalaya de tu familia. Muchos de nosotros no somos profetas en nuestra propia tierra, pero mientras nos ocupamos de los asuntos del Reino de Dios, Él toma cuidado de todas nuestras necesidades y familia.

Por eso siempre digo: "Es mejor con Cristo, que sin Él".

Por diecisiete años serví incansablemente hasta que hubo un de repente, como le llamamos que me llevó a contarles lo que me sucedió en mi siguiente capítulo. Esta experiencia me impulsó a caminar en una fe mayor, una fe sobrenatural.

Te invito a que no te detengas porque sé que algo está creciendo en ti; quizás curiosidad, inquietud, fe, o sencillamente el poder leer un libro que llegó a tus manos y te llamo la atención. Sin importar la motivación que te guía a seguir adelante, tengo algo que decirte: ¡En los caminos del Señor, no hay casualidades sino causalidades!

¡Ven, vamos al siguiente paso!

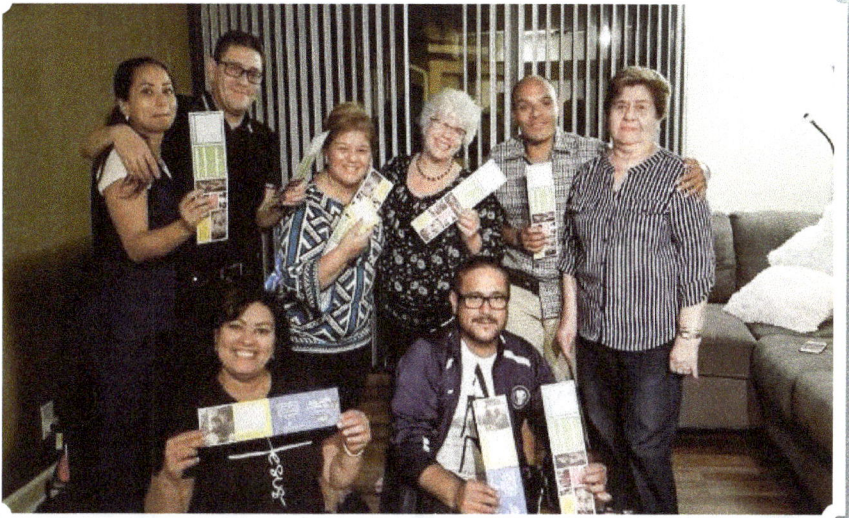

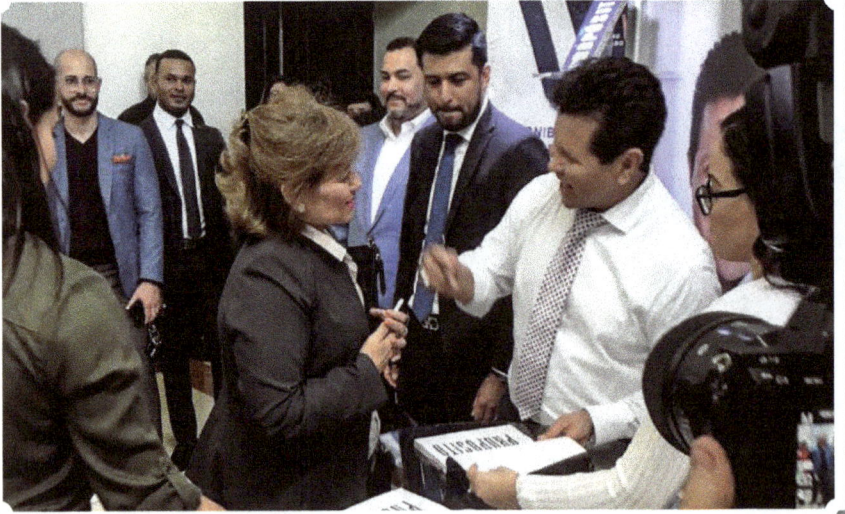

Capítulo 3

Llamada a vivir en una fe sobrenatural

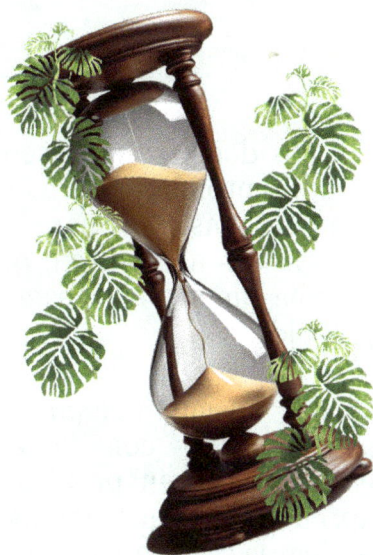

n el año 2016, recibí una noticia durante mi examen de revisión anual de salud que me tomó por sorpresa. Aunque por años había sufrido de sobrepeso, hipertensión y continuos reportes de hígado graso; el Departamento de Gastroenterología y Hepatología llegó a la conclusión de un diagnóstico de cirrosis hepática no alcohólica, conocido como NASH y obesidad mórbida.

La cirrosis se conoce como una enfermedad del hígado donde las células de este órgano mueren formando cicatrices. Estas marcas dañan el hígado y contribuyen a su mal funcionamiento aunque este órgano puede regenerarse porque tiene esta capacidad.

En ese momento no podía creerlo. Estaba en "shock". Me preguntaba ¿cómo era esto posible? No podía entenderlo ya que no soy una persona que ingiera alcohol, sin embargo tenía una predisposición por la línea materna. Por meses comencé a tener un cansancio poco usual después de mi trabajo. Mi cuerpo necesitaba una recuperación de casi una semana aunque tomaba vitaminas, ya que esa predisposición en mi hígado no permitía el funcionamiento normal.

Los doctores iniciaron un plan médico elaborando estudios profundos para localizar la causa del problema. Eran pruebas combinadas de hematología y hepatología por casi un año, puesto que mis niveles de plaquetas y sistema inmunológico estaban en menos de los porcentajes bajos.

Al mismo tiempo comencé a bajar de peso gradualmente con la ayuda de una nutricionista especializada en problemas de cirrosis hepática. Ahí aprendí a no hacer dietas, sino a conocer mi cuerpo y evaluar la cantidad de calorías que necesitaba al día, a la vez que me educaba en cuanto al consumo saludable de alimentos de una manera disciplinada.

Mi vida hasta ese instante era muy activa: caminaba mucho, trabaja de continuo y servía en el ministerio. Mi alimentación no era nada saludable debido a los compromisos que tenía. Por lo general prefería comer fuera de casa y eso fue una primera causa de mi desorden. Al no tener orden perdí en cierta manera el enfoque. Es difícil admitirlo, pero era así hasta que comencé con la nutricionista a educarme sobre la alimentación.

Este era el segundo proceso más fuerte que experimentaba en mí caminar en Cristo. El primero fue la pérdida de mi padre en el año 2008, el mismo año que fui ordenada como anciana en la iglesia y entré a formar parte del gobierno del ministerio.

Este tiempo fue muy difícil puesto que por motivos de inmigración todavía mis papeles de residencia estaban en proceso, y no podía salir del país. Fue un momento de ausencia, luto, dolor, pérdida y sentimientos de vacío al saber que nunca más lo vería. Eso afectó mis emociones. Gracias a los cuidados de los Pastores Puerta, y el cariño y oraciones de muchos hermanos y hermanas. Ellos me levantaron y ayudaron a seguir adelante debido a que no contaba con el afecto físico de mi familia hasta que luego pudimos reunirnos.

En esa temporada entendí que en medio del dolor somos procesados, y en nuestra debilidad Dios es nuestra fuerza; ya que al buscarlo nos sentimos más cerca de Él. Es en medio de esa transición donde eres más vulnerable, más sensible, pero también más accesible al mundo espiritual. Fue así que paso a paso y con la ayuda del Espíritu Santo comenzó la sanidad y restauración en mi ser.

Oye, oh Jehová, y ten misericordia de mí; Jehová, sé tú mi ayudador. Has cambiado mi lamento en baile; Desataste mi cilicio, y me ceñiste de alegría. Por tanto, a ti cantaré, gloria mía, y no estaré callado. Jehová Dios mío, te alabaré para siempre.

SALMO 30:10-12

A los pocos días me levanté por la gracia de Dios. Estuve un mes asimilando este proceso en mi vida, y el vacío que sentía en mi corazón fue grande; pero poco a poco JESÚS de NAZARETH lo llenaba con su amor, ternura, consuelo y el servicio a los hermanos. Uno cree estar preparado, pero ciertamente, nunca lo está. Por eso apliqué la Palabra de Dios. Le hablaba a mi situación y mi vida: *¿de dónde vendrá mi socorro? Solo de arriba de los cielos.*

¿Alzaré mis ojos a los montes?; ¿De dónde vendrá mi socorro? Mi socorro viene de Jehová, que hizo los cielos y la tierra.

SALMO 121:1-2

Ese sentimiento de vacío me hacía sentir desprotegida, sola y huérfana. Fue por medio de la revelación bíblica y sus manifestaciones sobrenaturales que comprendí que Dios es mi Padre y cubriría todas mis necesidades. Mi padre terrenal tuvo su tiempo y fue excelente aun con sus errores y grandes virtudes. Además, me dejó un ejemplo y un gran legado; pero ahora la plenitud de mi Padre Celestial estaba sobre mí, mis hermanos y mi madre cubriéndonos de una forma totalmente diferente.

Jehová te guardará de todo mal;
Él guardará tu alma. Jehová guardará tu salida
y tu entrada, desde ahora y para siempre.

SALMO 121:7-8

Como mencionaba antes, los procesos y búsqueda de Dios en medio de estos momentos activan esa sensibilidad sublime que nos conecta con el Padre Celestial y dirigen hacia el cumplimiento de una nueva temporada. La profundidad de la relación con el Amado y el discernimiento aumenta en quien tiene una búsqueda constante con el Espíritu Santo sobre la situación que está pasando. Ahí es donde sientes *esa paz que no puede razonarse, solo vivirse y que sobrepasa todo entendimiento humano,* como dice la Palabra.

Tuve la bendición de caminar junto a mi padre en su proceso de enfermedad, así como el momento que recibió al Señor, y pidió una extensión de vida. Dios se la otorgó por 3 años más y el regalo de la vida eterna. El día que mi padre falleció, lo sentí en el espíritu. Es una sensación sobrenatural, porque lo eterno se introduce en el tiempo de la tierra. Sientes que el tiempo se paraliza, y se crea un sentimiento de soledad donde pude entender que su tiempo había llegado.

Esa misma noche, el Señor me mostró dónde y cómo estaba mi padre. Lo pude ver feliz, muy feliz, jugando y riéndose como solo un niño lo hace. Su sonrisa la recuerdo hasta el día de hoy, y todo lo que lo rodeaba, ya que era hermoso, pleno y brillante. Podía verlo en el hábitat de Dios, sin dolor, ni angustia en su rostro; al contrario, un eterno gozo llenaba mi corazón el cual se gozaba al contemplar esa hermosa visión.

Quiero decirte algo, no hay mayor satisfacción que saber que tu familia o un ser querido gozan de la plenitud de la eternidad cuando ha terminado su tiempo aquí en la tierra. Te digo, vale la pena servir a Dios porque *nunca desampara la obra de sus manos, ni sus promesas*; nosotros somos quienes lo dejamos. No hay manera de medir los regalos eternos; lo demás, es temporal.

Te exhorto a recibir el regalo de la salvación, el regalo de la vida eterna.

…porque todas las promesas de Dios, son en él Sí, y en él Amén, por medio de nosotros, para la gloria de Dios.

2 Corintios 1:20

¡Que aprendizaje! Todos los caminos de la mano de Dios te llevan a subir escalones para alcanzar el galardón. En tus fuerzas es posible escalarlos, pero hasta cierto punto. ¿No te parece que es mejor caminar de su mano? Dios conoce nuestros caminos, y aunque el suyo sea angosto, y en lo natural se te presenten muchas más opciones; con Dios la vía es segura y victoriosa.

Como indiqué al principio, mi diagnóstico del 2016 desequilibró mi vida nuevamente. El avance de la enfermedad era muy progresiva y rápida. Pensé tener todo bajo control: la dieta, las visitas regulares a los doctores, mi cansancio iba desapareciendo, me estaba fortaleciendo y trabajando en mí diario vivir, de tal manera que me enfoqué en superar esta crisis de salud. Sin embargo, a pesar de estar sintiéndome mucho mejor, los laboratorios indicaban otra cosa.

Puedo afirmar que la coloración de mi cutis no era negruzca, pero estaba manchada y eran manchas fuertes. De repente comencé a adelgazar sin mucho esfuerzo; y aunque me sentía bien, no era normal, ni la pérdida de peso, ni el color de la piel. Lo que no cambiaba de color eran los ojos, que es una señal propia de una enfermedad del hígado. Pensé haber superado una etapa más, pero no fue así.

El 2019 viajaría a mi país para celebrar los 80 años de mi madre, quien meses atrás sentía una pequeña molestia e incomodidad en su cuerpo. Se me comenzó a inflamar el abdomen y se veía como si estuviese embarazada. Al crecer mi vientre inmediatamente lo notifiqué. Sabía que no era grasa debido a mi pérdida de peso. Estaba tratando de entender lo que me afectaba.

De inmediato, los doctores me prescribieron diuréticos porque el hígado estaba muy afectado. Se encontró que había un escape de líquido por un diagnóstico de ascitis. Esta condición se caracteriza por un exceso de fluido abdominal relacionado a la enfermedad del hígado, altas presiones en ciertas venas del mismo órgano (hipertensión) y bajos niveles de la proteína llamada albumina.

La fuente principal de la ascitis es la cirrosis hepática. Este líquido cuando no es tratado se puede mover hacia otros órganos como el pecho y los pulmones causando una sensación de falta de respiración (shorteness of breath) debido a que el fluido es mayor.

El único tratamiento para esta condición era la paracentesis, pero los doctores preferían controlarlo con pastillas diuréticas por el momento. El problema era que cuando se iba el fluido, regresaba nuevamente; y tendríamos que considerar la primera opción. La paracentesis es un procedimiento en el cual una aguja de catéter es insertada en la cavidad peritoneal para extraer el líquido o fluido. Así se obtiene un diagnóstico para propósitos terapéuticos, como el que se buscaba en este caso de la ascitis.

Así llegue a Ecuador. No quería preocupar a mi familia, y menos aún en un momento de celebración que nos unía a todos, incluyendo los que residíamos en el extranjero. A pesar de esto la presión del líquido era continua y utilizaba una faja para que la inflamación no fuera tan visible. Sin embargo, muchos en la familia se dieron cuenta del cambio en el color del cutis y mi delgadez. También comenzaron a preguntarme acerca de mi abdomen hinchado y sobre lo que me pasaba. Era lógica esa preocupación.

Mi mayor deseo era regresar a casa, a Estados Unidos, y adelante mi viaje.

Al poco tiempo de volver, sentí mucha debilidad y estuve cinco días en cama por la mala alimentación. Tenía daño estomacal. De inmediato los doctores me atendieron, y percibí que ya estaba muy avanzada la cirrosis. Efectivamente así era, y esta crisis comenzó a afectar mis emociones. Me mantuve perseverando en la oración y en fe, pero sabía que era un tiempo donde mi fe demandaba ser mayor.

Me era necesario creer más allá del nivel donde estaba e ir hacia una fe sobrenatural. El sentido sobrenatural en la fe es uno mayor que lo intuitivo, lo escrito, lo perceptible y lo que se discierne; es uno donde se extrae lo profundo de las verdades señaladas en la Palabra de

Dios. Es ese espacio de fe donde estás solo tú y Él. Allí se unen ambas esencias en una sola comunión íntima, la de nuestro ser con la del Gran Yo Soy de la Biblia.

Quiero que me entiendas. La fe natural con la que nacemos está relacionada con un grano de mostaza; es decir con una medida que va creciendo de acuerdo a tus luchas, conquistas y victorias donde activas este don de la fe. Este fundamento se basa en lo que no ves en lo natural, pero lo visualizas y activas en lo sobrenatural para darle libertad a Dios de obrar a tu favor. Eso es lo que le agrada a Él, como usas tu fe para creerle.

La fe sobrenatural va más lejos todavía. Es el producto de una relación mucho más íntima y profunda que te hace uno con el Amado. Es donde los dos somos uno. Tienes que verlo a nivel espiritual para verlo más allá de lo visible porque no entra lo humano sino lo divino. Ya no eres tú, es Él por medio de ti. En ese punto tu humanidad ha sido rendida a sus pies con una convicción plena y absoluta.

Lo escrito ya está hecho.

… (porque por fe andamos, no por vista); pero confiamos, y más quisiéramos estar ausentes del cuerpo, y presentes al Señor.

2 CORINTIOS 5:7-8

Pero sin fe es imposible agradar a Dios; porque es necesario que el que se acerca a Dios crea que le hay, y que es galardonado de los que le buscan.

HEBREOS 11:6

Es, pues, la fe la certeza de lo que se espera, la convicción de lo que no se ve. Porque por ella alcanzaron buen testimonio los antiguos. Por la fe entendemos haber sido constituido el universo por la palabra de Dios, de modo que, lo que se ve hecho de lo que no se veía.

HEBREOS 11:1-3

En ese instante varios pensamientos vinieron a mi mente. Uno de ellos fue: no tengo otra opción que seguir adelante. De inmediato me dije: he servido a Dios por mucho tiempo (18 años), he enseñado su Palabra, he predicado, me convertí en su discípula y ahora era mi turno para que todas esas oraciones de sanidad hacia los hermanos se derramarán sobre mi vida. Me correspondía creer lo que había predicado: que la Palabra se vivificaría en mí. ¡Para mi sorpresa, era yo la que necesitaba tener fe y una fe sobrenatural! La posición era inversa ahora, pero sabía que estaba juntamente con Él.

Voy a colocar una pausa para comentar algo relevante y luego regresar al relato anterior. Ya se había entrado en el año 2020, y el principio de un nuevo reto donde la humanidad a nivel mundial comenzaba a sufrir una pandemia por el virus del Covid. Aun las fronteras y puertas de ciertos países se estaban cerrando. Las medidas de seguridad a nivel global se aumentaban por la gravedad de la expansión del virus. Todos nos estábamos preparando, pero yo seguía metódicamente con mis cuidados, y alejada casi por completo del mundo. Evitaba tener contacto alguno. Solo salía al hospital para mis chequeos y lo hacía con sumo cuidado porque protegía mucho mi entorno. Luego comencé a recibir estrictas indicaciones, y no tan sólo por el contagio del COVID sino por cualquier otro virus. Mi sistema inmunológico estaba débil y teníamos que cuidarlo.

A los pocos meses, y durante el mes de marzo se cerraron las puertas de los diferentes países. Le llegó el turno a Estados Unidos, ya que otras naciones lo habían hecho con anterioridad. A pesar de lo que sucedió vimos que: la iglesia nunca cesó de orar, seguía con los grupos y casas de oración, los líderes se levantaron a ayudar y ayunar, muchos otros impartían clases de discipulado. El evangelio se predicaba a pesar de que la mayor parte del trabajo era virtual y en línea. Esto me fortalecía muchísimo, no solo espiritual sino naturalmente, porque mantenía el contacto con los hermanos en Cristo y la familia.

En esa temporada mi vientre estaba igual, crecía y luego se reducía por los medicamentos hasta que al poco tiempo, en el mes de abril, mi cuerpo no soportó más y tuve que ir a Sala de Emergencias. Lo más triste era que nadie podía quedarse conmigo debido a la pandemia. Al ingresar no tenía sentido de mi persona, no recordaba mi nombre, todo me daba vueltas, y era como si estuviese mareada y con mucha debilidad. De inmediato, me hicieron los exámenes de COVID, electrocardiograma y múltiples laboratorios para llegar al diagnóstico.

Los doctores encontraron que tenía una baja sorpresiva de sodio conocida como hiponatremia. Este estado puede causar convulsiones y un estado de coma. Gracias a Dios el examen de COVID salió negativo, el corazón estaba funcionando normal y sus niveles estaban bien, pero lo demás estaba alterado. Me encontraba con otro diagnóstico sumado a los de: cirrosis hepática, obesidad mórbida, trombocitopenia, ascitis, y ahora hiponatremia.

Ustedes saben que mi profesión no es la medicina, sino la arquitecta; pero los términos médicos ya se me estaban haciendo familiares. El profesionalismo de los doctores, los llevó a no inquietarme al presentarme el cuadro clínico, pero en realidad si era preocupante. Todo se iba alineando a un trasplante, pero ellos aún no me lo decían.

La trombocitopenia es un nivel bajo de plaquetas donde la sangre no puede coagularse como debería, y existe el riesgo de un sangrado excesivo. Este siguiente paso era la hiponatremia, que como mencione anteriormente es la baja de sodio en sangre por causa de la dosificación de los diuréticos.

Inmediatamente me llevaron e ingresaron a USCIS, del Hospital de la Universidad de Miami. Todavía confundida, con mucho dolor en los huesos, calambres, frío en mi cuerpo, y sin recordar nada, pude ver a un hombre sentado en el cuarto. Lo llamé por el nombre de un amigo, mientras todos asombrados me observaban porque no dude al decir: José. Le pregunté ¿porque estás ahí? ¿estás trabajando como enfermero? Lógicamente no era mi amigo, pero el Coordinador de Planta me comenzó a hacer preguntas. ¿Cómo recuerda el nombre de su amigo cuando no recuerda ni su propio nombre? ¿Está usted segura que es él? No pude responder.

Un año después del trasplante hablé con José y le comenté lo sucedido. Mi amigo me confirmó que había estado orando por manifestaciones angelicales alrededor de personas que necesitaban una ayuda urgente, y no solo había oído esto de mí, sino de otras personas que tuvieron la misma visión. José, es un pastor. Con esta conversación pude concluir que la percepción fue un ángel, era Dios hablándome mientras mi amigo oraba; Dios contestaba y me mostraba que Él estaba conmigo. Puedo ver esta personificación como una confirmación de la oración. Quizás suena un poco complejo, pero el mundo espiritual es real así como lo es nuestro Dios, un Dios sobrenatural.

El nombre del enfermero que me atendió es Marcelo y me trataba con mucha delicadeza y profesionalismo. Estaba considerado como el mejor de esa área. Él con sus cuidados y protección me recordaba que Dios estaba conmigo y así lo sentía.

Por lo general me preguntaba ¿qué idioma habla usted? La razón era que continuamente me escuchaba orar en lenguas, el idioma celestial que recibí por el bautismo del Espíritu Santo. Le comenté que era cristiana evangélica.

Al año regresé para agradecer a todo el equipo y enfermeras de las unidades donde estuve en el Hospital de la Universidad de Miami. Todos se pusieron muy alegres de verme nuevamente, y por los regalos que les obsequié con motivo del Día de Acción de Gracias. Ese día me llevé otra sorpresa, Marcelo no trabajaba allí. Al preguntar por todas las unidades, en especial la de USCIS; nadie me daba razón de él porque nadie lo conocía. Revisaron en las listas hasta de los voluntarios, y no apareció su nombre. No había ningún Marcelo de origen argentino en la nómina de los enfermeros de pandemia. ¿Misterio? no lo sé... Solo sé que miré al cielo y le agradecí a Dios por su pronto socorro, y el tremendo ángel que envió.

Te preguntarás, ¿habrá estado alucinando? ¡No! ¡Definitivamente no! El personal que manejó las camillas esa noche estaba ahí y se acordaban de mi caso y confusión esa noche.

Para Dios todo es posible.

Estuve en USCIS por 5 días donde se logró alcanzar el nivel mínimo de sodio. Luego me trasladaron a la unidad de rehabilitación de los pacientes que no tenían COVID. La incertidumbre crecía en mí. Me preguntaba ¿cuándo regresaré a casa? ¿cuáles serán los siguientes pasos a seguir?

La primera persona en recibirme era la hepatóloga y ciertamente su rostro me lo decía todo, pero todavía no me hablaba del siguiente paso. En la noche recibí la visita de 3 hombres: grandes, vestidos de blancos, con máscaras completas tipo "ghostbusters", y quiénes en tan solo 3 minutos me notificaron que sería trasladada al Jackson Hospital al día siguiente o cuando tuviera lista la autorización porque era un paciente referido para un trasplante.

Imagínense el asombro que yo tenía. Todo era muy rápido para asimilarlo, no entendía lo que significaba un trasplante para mí. Muchas veces uno lo ve en películas y lo lee, pero nunca piensa que puede pasarle a uno. Como les indiqué, salieron y me dijeron que la doctora hablaría conmigo sobre el traslado y el proceso a seguir.

¡Dios mío! clamé al Padre.

¿Qué es todo esto? pregunté.

¡Ayúdame a entender Señor!

¿Por qué a mí?

Muchas preguntas más llegaron que tampoco tenían respuestas.

Por supuesto que hablé con mi familia, y estaban de acuerdo; pero sabían que así como había un 99% de éxito, había un 1% de muerte. Se oía satisfactorio, pero para mí el 100% venía solamente de Dios.

...para que sean consolados sus corazones, unidos en amor, hasta alcanzar todas las riquezas de pleno entendimiento, a fin de conocer el misterio de Dios el Padre, y Cristo,

en quien están escondidos todos los tesoros de la sabiduría y del conocimiento

COLOSENSES 2:2-4

Esa noche, fue una eternidad para mí. Me llamaron hermanos en Cristo, oraron por mi salud, por la decisión correcta, por la perfecta voluntad de Dios para que se cumpliera, tomamos la Santa Cena volviendo a confirmar mi pacto con el Señor, y esa noche cayó sobre mí un fuego que quemaba todo mi cuerpo. Tuve una visitación del Espíritu Santo que rodeaba todo el cuerpo.

Un co-discípulo llamado Jesús se presentó delante del trono de Dios a favor de mi vida. Lo pude ver como un sacrificio de amor, así como cuando Cristo Jesús dio su vida por la nuestra.

Toda esta atmósfera de bendición me sustentaba ante tanta incertidumbre. La carga que sentía en mis hombros podía compararse a una lucha espiritual donde al mismo tiempo que sentía y olía el espíritu de muerte que rondaba por los aires del hospital (tiempo de pandemia), también estaban todas las promesas y mover de Dios. Ya era el mes de mayo del 2020.

El plan de Dios ya estaba en acción, porque aunque no somos de este mundo, habitamos en este mundo. Mientras seamos carne, nuestra carne siente, y mi carne tenía miedo. El traslado se pudo efectuar después de dos días por gestiones de autorización de ambos hospitales y por medidas de seguridad. Se completó durante la medianoche con una duración de 45 minutos aproximadamente.

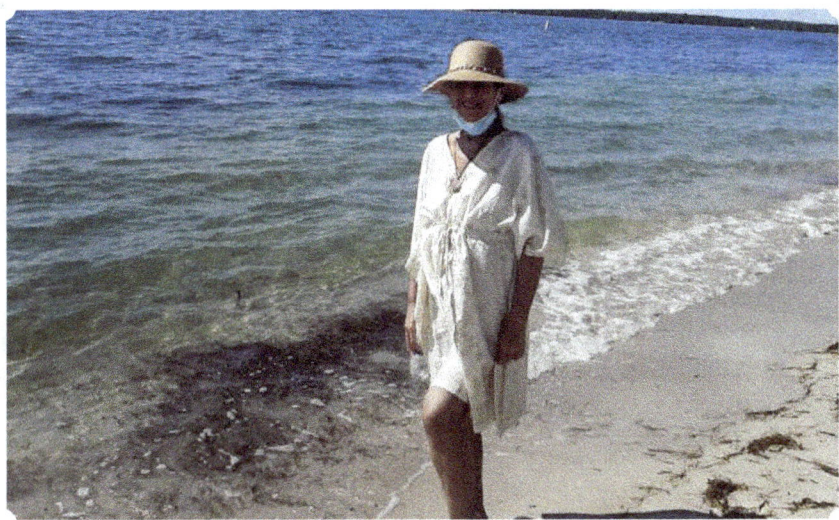

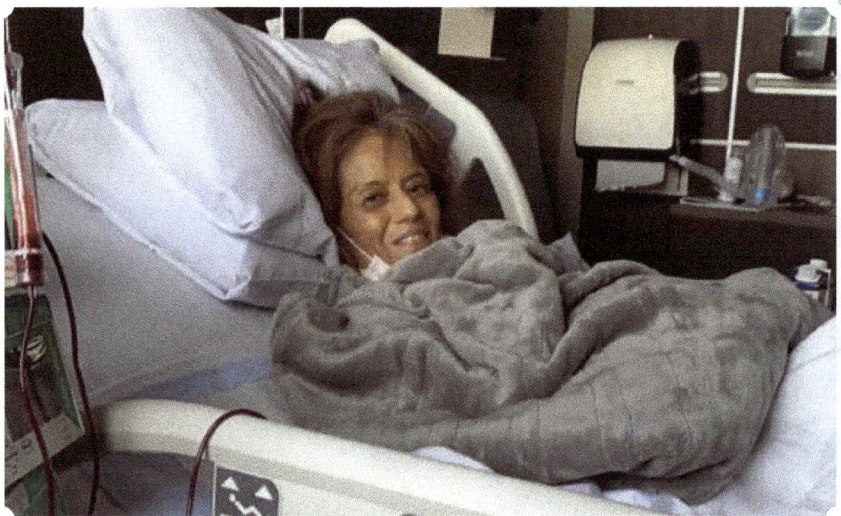

Capítulo 4

El propósito al unir fuerzas

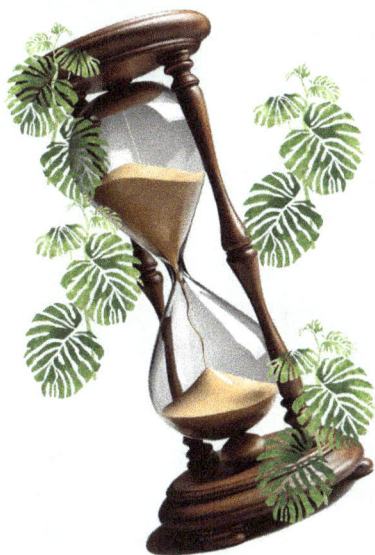

mi vida estaba totalmente en las manos de Dios, no pensaba, no razonaba, tan sólo me dejaba guiar por Él, y siempre me decía a mí misma: ¡no tienes otra opción! En ese momento comienza a moverse el proceso de la bendición, ¡sí! ¡exacto! Se abre un nuevo capítulo que se llama trasplante, milagro de vida.

A la vez se levanta un ejército de oración e intercesión porque entendemos que la oración tiene poder y aquí se necesitaba una intervención divina. Sólo así podía pasar al otro lado del proceso en victoria y bendición. Era necesario que todo estuviera sometido a la perfecta voluntad de Dios que es buena y agradable. Cuando digo todo es todo.

Más yo a ti he clamado, oh Jehová,

Y de mañana mi oración se presentará delante de ti.

Salmo 88:13

Y todo lo que pidierais en oración, creyendo, lo recibiréis.

MATEO 21:22

En ese momento tomé la decisión de dejar mi liderazgo, porque todas esas vidas que Jesús puso en mis manos deberían seguir su caminar de la mano de otros mentores. Al soltarlos tuve un sentimiento de dolor muy fuerte por el tiempo invertido y porque se convirtieron en familia; los vi crecer y valoraba el servicio a Dios como algo muy preciado. En medio de ese momento aprendí que los discípulos no son nuestros, y no podía estancar su crecimiento espiritual. Ellos le pertenecen a Dios, el Padre Celestial ya que todos somos discípulos de Cristo.

Los Pastores Steven y Diana Filkenstein, de la Red Shammah, levantaron varios grupos de oración dirigidos por los efesios de la red, grupos de intercesoras, grupo de hombres guerreros de Dios que oraban todos los viernes, discípulos de mi subred y discípulos de la red en general. Para los que se preguntan ¿qué es la Red? Es la estructura de la iglesia donde me congregaba en la cual para poder llevar la carga había 16 redes las que estaban encabezadas por pastores. A su vez cada red tenía su propio liderazgo, ancianos, diáconos, mentores, líderes de Casas de Paz, evangelismo y nuevos creyentes. Para resumir es una estructura organizacional donde se manejar todo el trabajo que se realiza en la Red.

Este ejército de Dios, a quien agradezco y honro profundamente por estar atentos al llamado del Señor, se levantó como reparador de portillos en oración por la vida de otro. Ellos negándose a sí mismos y con un corazón correcto delante de Dios presentaban sus peticiones ante el Trono de la Gracia, como lo hace un verdadero intercesor y adorador para tener respuestas diarias. Sus oraciones producían un mover a favor de que las cosas se alinearan a lo divino.

Aunque estaba en el Hospital Jackson sentía una presencia de Dios fuerte y sublime. Esto provocaba que mi alma sintiera paz y reposo para poder sobrellevar el día a día. En mi habitación se sentía a Dios. Estaba rodeada de su presencia y cubierta con su manto de adoración y paz.

En la unidad está la fuerza, y la unidad produce fuerza. Hablar de unidad significa estar en un mismo sentir, un mismo espíritu, unidos por la misma causa, un mutuo acuerdo, complementándonos como un cordón de tres dobleces que junto al ayuno y oración producen una siembra.

Ese clamor diario, tenía un olor fragante delante del trono de Dios. Algunos de los que oraban no me conocían, pero se identificaron con la necesidad y se hicieron uno con la voluntad del Padre, y de los pastores, entrando así en la misma atmósfera de clamor.

Otro ángel vino entonces y se paró ante el altar, con un incensario de oro; y se le dio mucho incienso para añadirlo a las oraciones de todos los santos, sobre el altar de oro que estaba delante del trono.

APOCALIPSIS 8:3

Como no estar agradecida con Dios, que nunca nos deja solos. Él está pendiente de nuestras necesidades aun cuando las circunstancias sean adversas. Existe un propósito mayor que cumplir en la tierra y mi propósito aun no terminaba. Tenía mucho que hacer y agradecer.

Uno de las tareas que debía cumplir era escribir este libro. Gloria a Dios que se logró. Sabía en lo más profundo de mí ser que todavía no había llegado mi tiempo para estar en su presencia. Mi carne (la naturaleza humana) y el diablo continuamente atacaban mi mente con ideas de como la muerte acechaba mi vida. Las ignore por completo y decidí creerle a Dios *al colocar mi mirada en el autor y consumador de la fe, Jesús de Nazareth.*

Todo esto se dice fácil, pero no lo era. Mi carne estaba débil y la lucha espiritual era fuerte porque tenía todo en contra, incluyendo el tiempo y la temporada pandémica. A pesar de estos factores, el plan de Dios es más fuerte y victorioso. *Las oraciones mueven las montañas*; no las subestimes y sigue orando hasta ver lo que Dios te prometió.

...orando en todo tiempo con toda oración y súplica en el Espíritu, y velando en ello con toda perseverancia y súplica por todos los santos...

EFESIOS 6:18

En este capítulo deseo mostrar la fuerza de la milicia de Cristo, y su poder en nosotros que es mayor y más grande que cualquier situación. En medio de una lucha recuerda que el poder de Dios es sobrenatural y tenemos herramientas espirituales para usar a nuestro favor haciendo que todo se someta a su autoridad. Esto no es religión, no es fanatismo, es la realidad cuando lo divino se manifiesta al creer y unimos a orar en fe estableciendo la voluntad de los cielos aquí en la tierra; y el que su nombre sea altamente glorificado.

Nuestra lucha no es contra carne ni sangre, sino contra principados, potestades, gobernadores de las tinieblas de este siglo, huestes espirituales de maldad en las regiones celestes como dice Efesios 6; pero ya Dios había hablado en su Palabra, y nos exhorta a tomar la armadura de Dios, para que podamos resistir en el día malo, y habiendo acabado todo, estar firmes. Las citas completas están en Efesios 6:10-13.

Con el servicio al ministerio tuve muchas relaciones divinas, incluyendo con pastores de otras naciones. Agradezco el que muchos se levantaran en oración junto a sus iglesias y ministerios en México, Venezuela y Ecuador, por mencionar algunos. Incluso mi propia familia, también en Ecuador, levantó un clamor de oración junto a mis amistades que se unieron a este movimiento. Gracias a cada uno.

Quizás no lo puedan percibir, pero Dios estaba al frente de este gran ejército. Cada intercesor estaba en la mente de Dios, mientras yo me ponía a cuentas con el Padre: en arrepentimiento, sanando mi corazón, liberando mi alma, aumentando mi fe y leyendo la Palabra. Esta es una herramienta poderosa. El libro más leído fueron los Salmos llevándome a cambiar mi actitud de acuerdo a las circunstancias y levantando mi fe. Además mi confianza se afirmó en Cristo con la adoración.

¿Usted no cree que algo tenía que suceder? ¡Yo si lo creí! ¡Gracias a Dios que respondió!

Clama a mí, y yo te responderé, y te enseñaré cosas grandes y ocultas que tú no conoces.

JEREMÍAS 33.3

Otra vez digo, que si dos de vosotros se pusieran de acuerdo en la tierra acerca de cualquier cosa que pidieren, les será hecho por mi Padre que está en los cielos.

Porque donde están dos o tres congregados en mi nombre, allí estoy yo en medio de ellos.

MATEO 18:19-20

Este fue un tiempo de despertar para ser testigo de las maravillas, prodigios y milagros del Dios viviente.

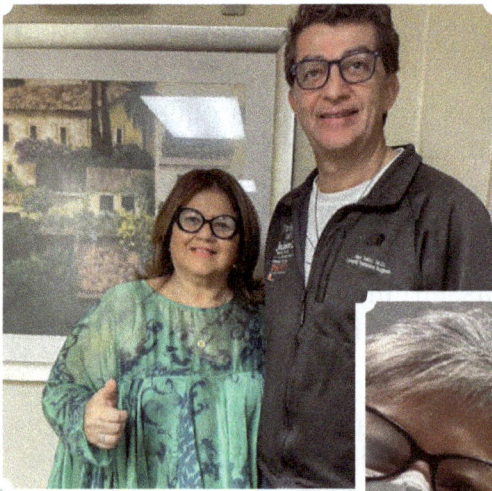

Akin, Tekin
MD Liver Surgery Transplant

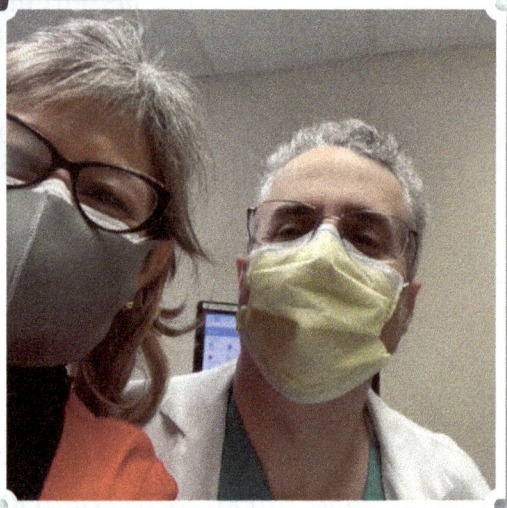

Gennaro, Selvaggi
MD Liver Surgery Transplant

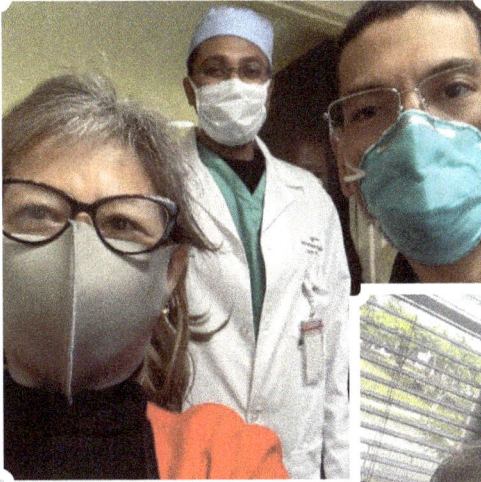

**Vignesh, Venkatasamy &
Rafael, Myashiro**
MD Surgerons Transplants

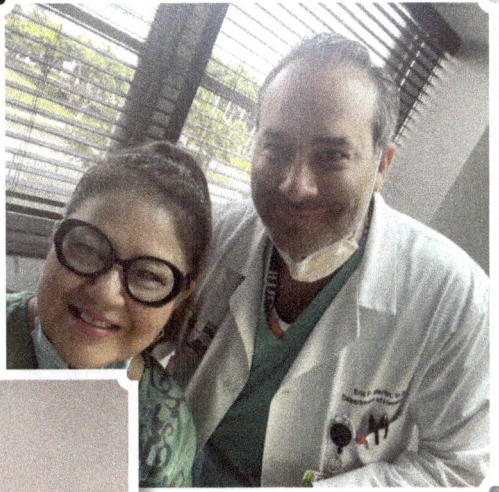

Eric, Martin
MD Gastroenterology
Hepatology,
Liver Transplantaton

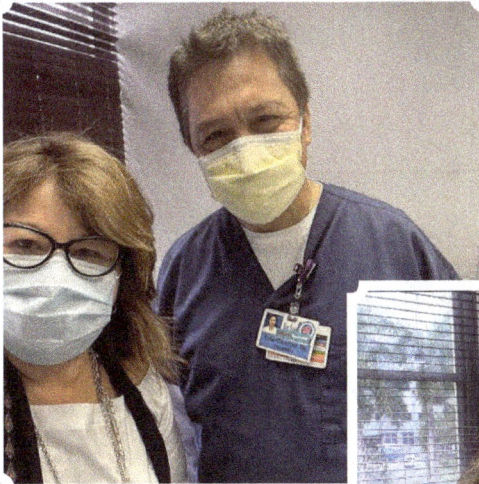

Elmer Cacayorin
RN Coordinators Miami
Transplant Institute

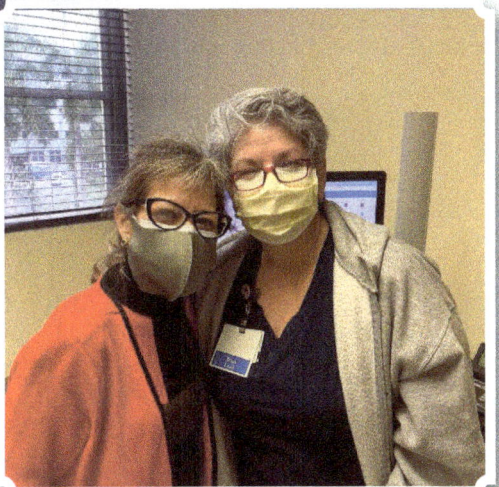

Carmen Rodríguez
RN Coordinators Miami
Transplant Institute

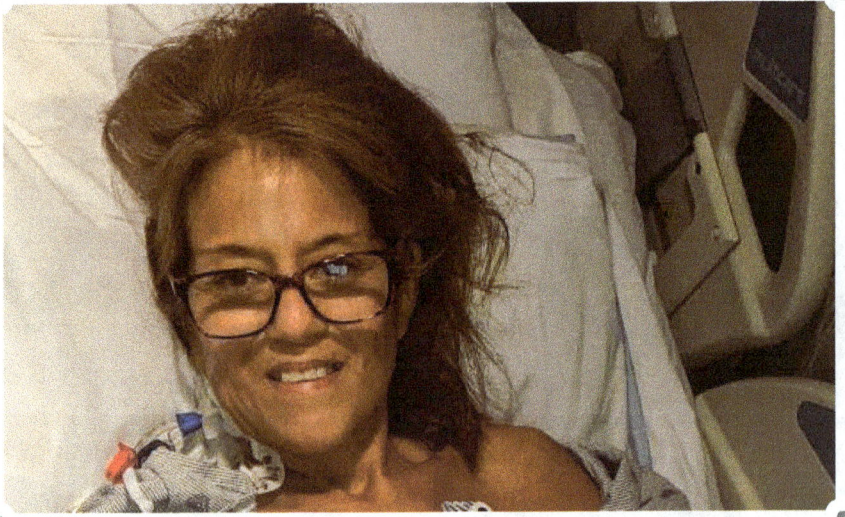

Capítulo 5

Rendida a sus pies

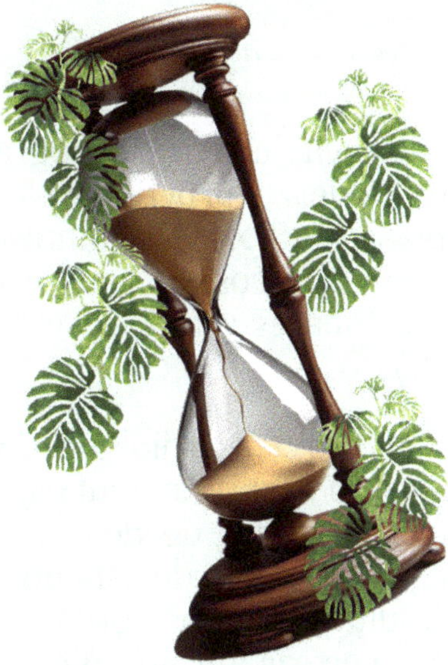

Aconteció que yendo de camino, entró, en una aldea; y una mujer llamada Marta le recibió en su casa. Esta tenía una hermana que se llamaba María, la cual, sentándose a los pies de Jesús, oía su palabra.

LUCAS 10:38-39

Entraba al Hospital Jackson, y el hepatólogo de turno, Dr. Leopoldo Arosemena me explicó el protocolo a seguir relacionado con el proceso al cual sería sometida. Debía pasar por varios exámenes necesarios para conocer el estado de mi salud y ver si podría soportar un procedimiento quirúrgico de más de 7 horas. Ellos necesitaban información para el equipo médico y de salud que estaría envuelto con los órganos y tejidos.

El tiempo transcurría y los procesos requeridos también, así como mi expectativa a todo lo nuevo que estaba enfrentando. inmediatamente comenzaron los análisis de sangre, orina, pruebas de VIH, biopsias, pruebas de detección de cáncer, radiografías, pruebas cardíacas, electrocardiogramas, ecocardiografía, prueba de esfuerzo, prueba de esfuerzo metabólico, colonoscopia, estudios gastrointestinales, CT, MRI, exámenes odontológicos, vacunas, ecografía, mamografía, pruebas pulmonares y todo lo establecido para un diagnóstico exacto.

Estos estudios duraron aproximadamente un mes, porque estábamos en junio y mi estadía total fue alrededor de dos meses. Así llegó el día donde el equipo médico de esta etapa entró y me notificó que los resultados estaban óptimos para la cirugía. El cardiólogo con certeza afirmo: su corazón está listo. Como parte de este proceso existen varias etapas, y la primera ya había pasado y fue aprobada.

Ahora enfrentaba la segunda fase, el ingreso a la lista de espera de los donantes y la aceptación del seguro médico. El fluir de Dios estaba ahí. Podía percatarme que todo se movía de manera sobrenatural y rápida de forma que no me daba tiempo de asimilar día a día los acontecimientos. Mi mirada estaba puesta solamente en Él, sólo en Jesús.

Los médicos tomaron la decisión de dejarme ir a casa porque en el tiempo de pandemia era muy peligroso estar expuesta a cualquier contagio, a pesar de estar aislada. Durante este tiempo, y por primera vez me hicieron la paracentesis. Me extrajeron 2 litros de líquido y el drenaje era necesario hacerlo cada mes. Hubo un momento que llegó a ser cada 15 litros hasta que llegara el donante. El diagnóstico en este momento era: ascitis, cirrosis hepática, descompensación del hígado, carcinoma hepato celular, hyponatremia y edema.

En ese tiempo, mi sobrina María Andrea logró salir del país y contribuyó a cuidarme por varios meses. Tenía muchas indicaciones precisas a seguir: de exámenes de sangre, paracentesis y dieta. Mi cuerpo se iba desgastando, estaba más delgada, y prácticamente vivía aislada de todo. Durante esta etapa que concierne al paciente y su familia, mi esperanza crecía día a día.

Cada avance traía un nuevo reto. El siguiente paso se relacionaba con las consideraciones económicas del paciente. El trasplante de órgano es un compromiso de por vida. No solo por la parte quirúrgica, sino también por el seguimiento médico y medicamentos. Por esa razón, los planes de seguro médico varían en gran medida en cuanto a la cobertura. Estar preparados económicamente es tan importante como estarlo desde el punto de vista médico.

Un día recibí una llamada de parte del Departamento de Finanzas del hospital y la coordinadora del Instituto de Trasplante. Ellos con alegría me daban la noticia que al tercer intento, el seguro médico había aceptado la cobertura del procedimiento. No podía creerlo, YA ESTABA EN LA LISTA DE DONANTES: UNOS, United Network for Organ Sharing. ¡Qué día más glorioso ese 29 de julio del 2020!

Una batalla más ganada, todos estábamos felices, y una vez más veía la mano de Dios, y las oraciones contestadas. Según los expedientes, los pacientes en lista de espera son mucho más que la lista de los donantes. Todos los posibles donantes fallecidos y donantes vivos tienen que pasar por una evaluación completa, detección y pruebas. Esto se basa en la política OPTN y UNOS, que incluye: antecedentes médicos, historial social y análisis de laboratorios.

A pesar de esta evaluación completa del donante, puede existir la posibilidad de riesgo de contraer una enfermedad, infección o cáncer, incluso si no se hubiera podido detectar en el donante. Estas posibles enfermedades, infecciones o cáncer se pueden identificar después del trasplante, ya que no existe una forma completa de detectar a los donantes fallecidos y vivos de todas las enfermedades transmisibles (UNOS donate life, bibliografía).

La espera no es agradable. No hay un tiempo exacto de contestación, y la llamada podría ser en cualquier momento. Recuerdo que comía, dormía, me bañaba y llevaba una vida normal cada día con el teléfono en la mano, y esperando por mi segunda oportunidad; esa oportunidad que no depende sólo de Dios, sino también de la voluntad del hombre porque aunque seas un donante registrado, los familiares del donante pueden negarse, y por lo tanto había que confiar en Dios hasta para los pequeños, pero grandes detalles.

Cuando tu nombre está en la lista de espera, hay un expediente basado en los resultados de las pruebas de sangre llamado MELD. Esta abreviación significa: modelo de último estado de enfermedad de la enfermedad del hígado, porcentaje de sodio. En inglés: Model of End Stage Liver Disease, sodium score. Estos resultados son calculados por los resultados de los últimos tres exámenes de sangre. Cuando este porcentaje está alto, significa que la enfermedad está en etapa grave. Eres colocado en los primeros en la lista de espera y así te dan prioridad. Mi nombre estaba en los primeros de la lista de espera.

Un día el Señor me recordó por medio de un sueño, una visión divina que tuve como 12 a 13 años atrás durante una siesta. Lo recuerdo muy bien. llegaba exhausta de mi trabajo, y de repente entré en un sueño profundo. Estaba vestida completa con el uniforme y de repente pude ver como los cielos se abrieron y penetraron en el tejado de mi cuarto. Ahí pude ver literalmente como dos manos inmensas rompían las dimensiones del área cargando un hígado. Este hígado que se aproximaba hacia mí era limpio y hermoso. Yo reía con gran gozo, y cómo está visión era tan real, me levanté asustada violentamente, mirando alrededor de mi habitación, y preguntándome ¿qué pasó? ¿para quién era ese hígado? ¿qué significaba esa visión?

Aunque mi asombro era grande por la revelación, también me gozaba al saber que era una respuesta para uno de mis tíos, que en esa época estaba esperando por un trasplante de hígado también, y que lamentablemente no lograron. Sin embargo, sé que lo sé, que ellos gozan de la presencia del Señor. Años más tarde pensé que era para mi padre, y me lo pregunté, pero tampoco él lo logró.

Es luego cuando pude discernir, en medio de esos momentos de espera, que esa visión era para mí. Ese hígado que me estaba mostrando Dios, ¡era para mí! Usted podrá imaginarse como me sentía. Tenía un sentimiento de total agradecimiento porque Dios me lo había revelado mucho antes de saber mi condición; Jesús es el mismo ayer, hoy y siempre. Recuerda que todo lo que hagas para Dios tiene valor y Él tiene cuidado de ti. El Señor conoce tu pasado, tu presente y tu futuro.

Al entender el mensaje caí a sus pies, como dice la Palabra de Dios en el pasaje de María y Marta, rendida ante Él. Mi corazón estaba totalmente quebrantado, no paraba de llorar, y no recuerdo cuánto tiempo estuve en el piso llorando y llorando sin una palabra en mi boca; solo un gesto que decía muy grande ¡GRACIAS! En ese punto tuve en mi corazón una convicción que un día, Dios lo haría.

Nuestro Dios es maravilloso, tardo para la ira, pero grande en misericordia. Mi espera tomo otro rumbo ya que había una certeza por lo que una vez en visión pude ver cuando 12 a 13 años atrás ya Dios lo habló.

> *Pero sólo una cosa es necesaria; y María ha escogido la buena parte, la cual no le será quitada.*
>
> Lucas 10:42

Dios es un Dios sobrenatural.

Dios es un Dios de detalles.

Dios es Omnisciente, Omnipotente y Omnipresente.

Lo sentía en todo mí ser. Sabía y tenía la certeza que Dios cubría toda mi habitación. Una vez más, me hizo sentir su amor, y ser una hija amada. En estos procesos es cuando sientes más cerca lo infinito, lo puro, lo divino.

Mi relación con Dios se profundizaba más y más, me gustaba estar a solas con Él y conversar con su Espíritu Santo a la vez que meditaba en la Palabra según cada paso transcurría. Muchas veces creemos que Dios no nos escucha. No pienses así, Él nos escucha, *sus pensamientos son más altos y sublimes que los nuestros,* aun lo que ya está en nuestra mente, el Señor conoce la respuesta. Que Padre Celestial tan maravilloso tenemos.

Quiero decirles algo, los momentos más gloriosos y de éxtasis fueron durante todo el proceso, desde el día que me dieron la noticia de la cirrosis hepatica (2016) hasta el día que recibí el trasplante (2020) y todavía lo siento cerca muy cerca. No sé cómo explicarlo, pero ¡te invito a que lo vivas! ¡Búscalo! Te aseguro que te responderá, porque Dios es Amor y espera por Ti.

Día a día, mis mentores me llamaban. La relación con ellos se volvió más allá de una amistad y teníamos la expectativa de saber lo que Dios haría. Un día le pedí a Dios que se manifestara como el Elohim, Jehová Creador, el Dios creativo; y no percibía ninguna respuesta. Muy quebrantada, clamaba a gran voz y nada me consolaba esperando su respuesta, mientras le decía: ¡Padre mi cuerpo no soporta más! En ese momento la última paracentesis sacó más de 8 litros. Le pedía ayuda para soportar la prueba. En medio de mi quebranto, de repente, El habló y me dijo: LA CIENCIA.

La respuesta de Dios me confundió: ¿la ciencia? ¿qué el Padre quería decirme con la ciencia? Una y otra vez me preguntaba: ¿la ciencia? En medio de esa angustia decidí ir a la Biblia y Dios me habló de sus siete espíritus:

1- espíritu de ciencia

2- espíritu de conocimiento

3- espíritu de inteligencia

4- espíritu de sabiduría

5- espíritu de buen consejo

6- espíritu de discernimiento

7- espíritu de revelación, es la profecía personificada en Jesús de Nazareth.

¡Uno de ellos es la ciencia! Comencé a meditar en esos espíritus profundizando en el de ciencia.

Leía todos los folletos que nos entregan sobre la preparación y capacitación para el trasplante. Mis primeros contactos con el equipo fueron el Dr. Genaro Selvaggi y la RN y coordinadora Johanny Coucelo. Una y otra vez recordaba sus consejos, mis preguntas y sus respuestas, su psicología al tratar con el paciente y como nos ayudaban a sobrellevar cada paso. Era como revivir esas reuniones donde de continuo hablaba con los doctores. Leía y releía cada folleto una y otra vez.

Un poco tiempo después mi sobrina decidió regresar a Ecuador; y al mes que Dios me dio esa palabra "CIENCIA" apareció el donante. Todo seguía siendo ordenado por Dios. Un domingo a las 11:45 PM del 20 de septiembre del 2020 recibí la llamada de UNOS. ¡WOW! ¡Qué sensación! Fue tanta la impresión, que caí del sofá. Llegó el día, y a sólo 3 meses de mi regreso a casa. ¡GLORIA A DIOS!

En el momento que aparece un donante, y el hígado es encontrado, el grupo de trasplante necesita contactar el paciente lo más rápido posible. Los coordinadores tienen una lista de contactos y números telefónicos que ayudan a agilizar las gestiones para que se acelere la toma de decisiones, y el paciente sea accedido lo más pronto posible. En este caso la llamada fue directo a mí.

En ese momento sentí que se detuvo el tiempo, y el de repente de Dios entró al tiempo terrenal. Todo tomó otro sentido, el movimiento era mayor, las agujas del reloj iban con más fuerza y velocidad y hasta mi respiración la sentía corriendo. Mis labios se paralizaron de tal forma que no emitía palabras. La persona que me llamó estaba tan alegre que me preguntaba una y otra vez ¿lo acepta? ¿por favor me dice si lo acepta? No contestaba por la emoción.

La coordinadora me dijo: es perfecto para usted, tiene su tipo de sangre, no hay indicaciones de HIV, COVID, ni hepatitis. ¡Está limpio! ¡Los doctores ya van camino al Jackson! Ella seguía preguntándome, por favor Zoraida responda: ¿lo acepta? Seguía paralizada y en "shock". Dios se iba a manifestar por medio de la ciencia y habló por segunda vez confirmando lo dicho, y dándome la respuesta que le pedí. ¡Dios es grande! Mi quebranto era tal que mi cuerpo temblaba de emoción, incertidumbre y de temor.

Le dije a la señorita: "SI ACEPTO".

Ella en tono de alegría me dijo: ¡¡¡felicitaciones!!!

No tiene mucho tiempo. Tiene una hora para llegar al hospital; y no lleve ni joyas, ni documentos personales, ni tarjetas de crédito, ni cartera, ni maleta de ropa, no tome nada, ni coma después de la llamada, tan solo llevé con usted la tarjeta de identificación y la tarjeta de seguro médico. No olvide ir bien protegida con doble máscara, guantes, ropa cómoda. No use el carro porque no sabe el tiempo de permanencia en el hospital.

A los pocos minutos llegó el "Uber" en medio de tiempo de pandemia donde todo era más difícil. ¡Salí y tenía frente a mí una limosina negra! Estaba asombrada. El chofer bajo, y me dijo: por favor suba, debo llevarla al Jackson Hospital, y no hay muchos autos por la pandemia. La están esperando. Seguía asombrada. Llamé a mi familia, y a mi familia en Cristo; todos estaban felices.

Al llegar al hospital no pude más y nuevamente me quebranté. Seguía temblando, pero el temor se apoderó de mí porque me esperaban muchas cosas como parte del protocolo. El aire que se respiraba era diferente, el área estaba totalmente sola, prácticamente nadie estaba en las calles, ni en los pasillos del hospital, sentía como una penumbra. Al poco tiempo comenzaron los preparativos para la cirugía. Ya todo el equipo médico estaba listo en el quirófano, sentía el orden de Dios, y un ejército caminando en ese orden.

Me preguntaron: ¿tienes alguna inquietud? Por última vez antes de ser intervenida, les dije: SI, y pregunté ¿qué posibilidad hay de sobrevivir? y ¿qué posibilidad hay de que el hígado del donante sea compatible a mi cuerpo? Ellos me contestaron: eso lo sabremos al salir de la operación, pero este hospital es el segundo de trasplante en el mundo; y tu cuerpo te dará la segunda respuesta, un 99% de éxito.

Hice una oración "Express" y miré al cielo diciéndole a Dios: Tú decides, hasta aquí me has traído, hice todo lo que estaba a mi alcance, pero ahora Tú eres el doctor. Por favor que tus ángeles acampen alrededor de todo el quirófano y se manifieste tu justicia y verdad; pesa las intenciones de mi corazón, y que al abrir mis ojos vea tu respuesta. Por favor que encuentre aún más gracia y favor delante de ti para tener mi Segunda Oportunidad, en el nombre de Cristo Jesús.

Todos me miraron serenos, y sentía una mano que acariciaba mi mano derecha. Una y otra vez preguntaban: mi nombre, fecha de nacimiento, nombre del presidente; y al tercer tiempo solo recuerdo mi fecha de nacimiento (4 de noviembre) y sentí como dos puertas que se abrieron.

Pero cuando venga el Consolador, a quien yo os enviaré del Padre, el Espíritu de verdad, el cual procede del Padre, él dará testimonio acerca de mí. Y vosotros daréis testimonio también, porque habéis estado conmigo desde el principio.

Juan 15:26-27

Esa imagen todavía está en mi mente, y al redactar este libro estoy viviendo nuevamente esos momentos.

Basado en la carpeta que nos fue entregada durante la capacitación por la AST, "American Society of Transplantation" (Sociedad Americana de Trasplantes) en el capítulo "Getting a new liver" (obteniendo un nuevo hígado) se explicaba el procedimiento de la siguiente manera. Los cirujanos hacen un corte que va a lo largo de ambos lados de las costillas, donde hay cuatro vasos que conectan el hígado con el resto del cuerpo. Cuando el hígado es removido, los vasos son cortados y cerrados. El cirujano conecta el nuevo hígado hacia estos vasos y el ducto biliar del donante es conectado al ducto biliar mío como receptor.

El ducto biliar, es un tubo que carga bilis del hígado a la vesícula y al intestino delgado. Este ducto podría drenar dentro del cuerpo o drenar por un tubo fuera del cuerpo. En algunos casos una pieza pequeña del intestino es conectado hacia el ducto biliar. Esta operación es conocida como "Roux en Y". El procedimiento dura aproximadamente entre 6 a 8 horas, y después el paciente es llevado a la unidad de cuidados intensivos (USCIS) donde será cuidadosamente monitoreado. En algunos casos será necesario un tubo en la garganta para ayudarlo a respirar, que se remueve cuando uno está totalmente despierto y fuerte para respirar por cuenta propia.

Una vez que los doctores sienten que uno está listo, lo transfieren de la Unidad de Cuidados Intensivos a otra parte del hospital donde somos atendidos por enfermeras especializadas en pacientes de trasplante. Se unen al equipo un grupo de terapistas para ayudar a la recuperación tales como: terapia física porque entre más actividad supervisada más se ayuda a la recuperación.

Cuando pases por las aguas, yo estaré contigo; y si por los ríos, no te anegarán. Cuando pases por el fuego, no te quemarás, ni la llama arderá en ti. Porque yo Jehová, Dios tuyo, el Santo de Israel, soy tu Salvador...

Isaías 43:2-4

No temas, porque yo estoy contigo.

Isaías 41:10

Todos los llamados, de mi nombre, para gloria mía los he creado, los forme, y los hice.

ISAÍAS 43:7

La cirugía fue liderada por el Dr. Atkin Tekin, Dr. De Feira, Dr. Paolo y Dr. Vaighnesh junto a todo el equipo que colabora en una operación de trasplante.

En los documentos de información del Hospital Jackson Memorial dice así: "Los órganos de los donantes fallecidos (que era lo que yo necesitaba porque era un hígado entero y no parcial) se comparan con los pacientes en un sistema computarizado y manejado por la United Network for Organ Sharing (Red Unida para Compartir Órganos, UNOS)". Cada vez que hay un donante disponible, la computadora ejecuta una nueva lista denominada: ejecución de coincidencia. Existen muchas políticas que se siguen y programan en el sistema computarizado. Cada ejecución de coincidencia puede analizar el tipo de sangre del receptor, cantidad de tiempo en la lista de espera, grado de urgencia médica y tamaño del paciente.

La coincidencia para cada órgano de un donante fallecido será diferente cada vez que un órgano llegue a estar disponible. Cuando se selecciona un paciente, este debe estar accesible y lo suficientemente saludable para someterse a una cirugía mayor, así como dispuesto a que haga de inmediato el trasplante, debido al tiempo de vida del órgano del donante.

Capítulo 6

Levantada por su amor

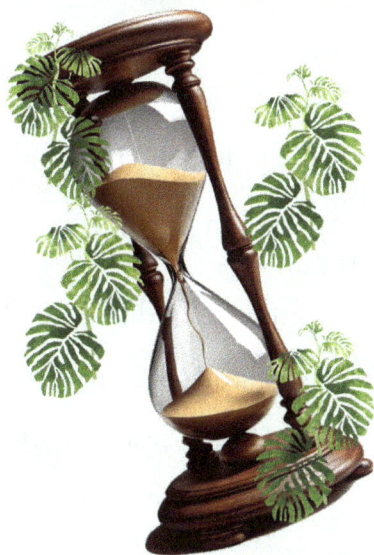

Porque de él, y por él, y para él, son todas las cosas. A él sea la gloria por los siglos. Amén.

ROMANOS 11:36

Te preguntarás ¿qué sucedió durante esos días? El lunes 21 de septiembre del 2020 fue la primera intervención quirúrgica de aproximadamente 7 horas y 45 minutos. La segunda fue el día siguiente, martes 22 de septiembre 2020 y tuvo 2 horas y 35 minutos.

Cuando abrí mis ojos pude ver dos ojos grandes y verdes que me miraban profundamente.

¿Usted quién es? le pregunté.

Soy el Dr. Paolo y pronto el Dr. Atkin vendrá por ti, me respondió. ¿Recuerdas cómo te llamas? me preguntó el doctor.

¡Sí! ¡Zoraida Elizabeth!

¡Perfecto! contestó él, y luego siguió interrogándome ¿cómo te sientes? Estoy muy cansada, agotada, es cansancio como si hubiese caminado todo el día y tengo mucho sueño.

Está bien, me respondón. Por favor descansa lo más que puedas. Solo te diré que no hubo complicaciones y la operación fue un éxito. De repente me dijo, una última pregunta:

¿Sabes qué día es hoy?

No estoy segura, ¿martes? dije yo.

¿Qué hora aproximada es? preguntó él.

¡Es la noche! contesté.

¡Perfecto! Me has respondido todas las preguntas bien. Ahora descansa.

Al siguiente día era miércoles en la mañana. Al despertar estaba en USCIS. Había muchos pacientes, muchas enfermeras, un equipo específico para cada uno de nosotros, y su misión no solo era ser profesional-mente cuidadosos, sino también ser diligentes y que nos sintiéramos lo más confortables posible.

De repente tenía una sensación de asombro, todo me parecía tan confuso, muchos equipos médicos y muchas personas, era impresionante. Esta era la primera vez en mi vida que pasaba por un quirófano y todo fue tan complejo. Sentía mi cuerpo muy débil, mi mente más confundida y poco a poco iba saliendo de la anestesia, los dolores comenzaban, no tenía apetito, no podía movilizarme, todo me pesaba, mis pies eran calentados y masajeados por aparatos especiales, mis manos tenían una coloración casi morada, tubos por todos lados, respiraba normalmente porque no necesitaba una máscara, pero tenía mucho frío y sobre mi había 4 sábanas. De repente mientras mi mirada se enfocaba en varias direcciones, lágrimas de mis ojos corrían por mis mejillas. Era una emoción, dolor, tristeza, impotencia, no lo sé, muchos sentimientos encontrados.

¡PERO, ESTABA VIVA!

LA RESPUESTA A MI ORACIÓN "EXPRESS". DIOS DECIDIÓ DARME

MI SEGUNDA OPORTUNIDAD.

¡Levantada por su amor!

La noticia corrió como pólvora. Le notificaron a las personas encargadas: eran 2 principales y una tercera adicional llamada RN (Register Nurse) Alexandra Clarkson, que era el contacto primario. Mi sobrina María Andrea Ortiz y la Profeta Diana Filkenstein me contaron luego el gozo que se oía en los cielos y en la tierra por el milagro. ¡Dios es tan bueno, Zoraida está viva! Ya había más batallas ganadas.

En ese momento, tuve mi primer contacto con los cirujanos, Dr. Atkin Tekin y Dr. Genaro Selvaggi, así como con el equipo de profesionales y estudiantes que contribuían con ellos. Una operación y equipo de alto nivel.

El trasplante de órganos es un procedimiento quirúrgico mayor y requiere un equipo compuesto por varios médicos, enfermeras, trabajadores sociales, farmacéuticos y otras personas para brindar la mejor atención posible. A esto lo llaman el equipo multidisciplinario. Es posible que no todos deban reunirse con todos los miembros del equipo, pero si deben tener conocimiento de sus responsabilidades y las actividades que desempeñan.

Por ejemplo, los cirujanos de trasplante son los cirujanos capacitados no solo científicamente, sino con experiencia en cirugías de trasplante. Ellos son los primeros en contacto con el paciente y le indican los riesgos, beneficios y posibles complicaciones, así como a los que consideran la posibilidad de ser candidatos para un trasplante.

Después están los médicos de trasplante que son los especialistas en atención al paciente, expertos en enfermedades que pueden provocar disfunción orgánica y los que regularmente atienden después de la operación. Ellos trabajan en conjunto con los cirujanos. Existen distintos especialistas que se van añadiendo según sea el caso que se presente. Así suman al equipo, cardiólogos, neumólogos, anestesiólogos, coordinadores, asistentes, hepatología, gastroenterólogos, médicos de enfermedades infecciosas, dietistas, capellanes, enfermeros en general, y otros.

El éxito del trasplante está directamente relacionado con el compromiso del paciente en cumplir con todo lo que se le solicite y lo recomendado por el equipo. Esto significa cumplir con todas las consultas clínicas y citas para las pruebas, tomar los medicamentos como se indica y mantener un estilo de vida saludable. (UNOS, Transplant Candidate Informed Education)

¡El paciente es el miembro más importante del equipo de trasplante! ¡Y el tener un trasplante es un compromiso de por vida con la salud y el bienestar!

Por tanto os digo: No os afanéis por vuestra vida, qué habéis de comer o qué habéis de beber; ni por vuestro cuerpo, qué habéis de vestir. ¿No es la vida más que el alimento, y el cuerpo más que el vestido? Mirad las aves del cielo, que no siembran, ni siegan, ni recogen en graneros; y vuestro Padre celestial las alimenta. ¿No valéis vosotros mucho más que ellas?

Mateo 6:25-26

Lo dicho anteriormente, pero desde la perspectiva de Jesús. Había muchos puntos importantes que cumplir en relación al comer, caminar y obtener terapia física. El mantenerme físicamente activa ayudaba a la recuperación. Teníamos exámenes de laboratorio cada día, Rayos-X, biopsia del hígado (solo si era necesario) porque un 10-20% de los pacientes podrían tener un rechazo.

El rechazo no era un indicador de que se perdería el hígado nuevo, o que estuviera fallando. Si esto sucediera, ellos están preparados médicamente para solucionarlo. Otra complicación que podía presentarse eran los coágulos de sangre en el hígado. Si esto pasaba era necesario regresar a la mesa de operaciones. Todas estas advertencias fueron claramente explicadas.

Gracias a Dios, no tuve estas complicaciones; pero mi debilidad era muy fuerte por lo que recibí varias pintas de sangre, diálisis y medicamentos que me sostenían como las batidas proteínicas para fortalecerme porque tenía falta de apetito y casi no comía. Algo que era necesario para el normal funcionamiento del hígado nuevo. Me tomaba 6 suplementos nutricionales diarios, y no soportaba la comida.

Por más que trataba de consumir algo, igual lo rechazaba. Hasta los doctores comenzaron a consentirme. Por ejemplo sugirieron que hicieran comidas a mi gusto. En medio de esto se agregó al equipo una nutricionista para que cambiara por completo la dieta. Solo los suplementos me sostenían, y el agua era de consumo obligatorio porque mis riñones no podían ser afectados. El defecar era un sufrimiento, claro porque no consumía alimentos.

¡Dios mío ayúdame a tener apetito! Esta era ahora mi oración. Los doctores tomaron la decisión de entubarme por 3 días. Mi familia estaba preocupada porque no oían mi voz, pero aunque fue doloroso ayudó a mi organismo. El terapista me ayudaba en la rehabilitación, caía y me levantaba, mi debilidad era notable, bajo el sistema inmunológico, y la situación era delicada; pero seguíamos confiando en Dios y persistentes.

Un llegó un día llegó el terapista y se asombró porque camine una y otra vez el corredor, y no me caí, no necesitaba del andador; y asombrado me preguntó ¿comiste hoy? NO TODAVÍA respondí. Pues lo has hecho muy bien, ahora vamos de vuelta para que comas y descanses. En ese momento me comí casi todo el desayuno. Siempre hay un momento de quiebre en la oración cuando se hace con fe y perseverancia. Las oraciones seguían de continuo, y Dios seguía contestando. Este fue uno de esos momentos de rompimiento.

Al recibir la noticia, el Dr. Atkin inmediatamente fue a la habitación y me felicitó. Me dijo: debemos seguir así Zoraida. ¡Buen trabajo! Sus palabras me motivaban cuando me decía: ¡Eres una luchadora, no te rindas!

¡La ciencia y lo sobrenatural caminando juntos! Te pregunto en este punto: ¿cuál era más fuerte?

Seguía confiando y caminando en fe sin importar como me veía. Deseaba salir lo más pronto posible. Parecía que el cuadro había tornado para bien. Según pasaban los días, comía más y más, me sentía mejor, y era un problema menos. Las cosas iban mejorando. Caminaba mucho más, me trasladaron a un USCIS más pequeño, más privado.

En ese espacio estábamos seis personas: una anciana al frente, una pastora a mi mano derecha de una iglesia angloamericana, diagonal había un paciente muy delicado, y que fue parte de la iglesia donde me congregaba ¡qué casualidad! y dos pacientes más que no los podía visualizar.

Los horarios de atención eran muy similares ya las visitas de los cirujanos se limitaron a una sola. De repente, volví a sentir la sensación inicial, no deseaba comer, los niveles de sangre bajaron necesitando más pintas de sangre. Pensé ¿será un rechazo? ya que nunca se sabe cómo reaccionará un nuevo órgano en tu cuerpo, ni tu cuerpo con el órgano nuevo. Cada día era una expectativa diferente y desafiante para la ciencia.

El ambiente interno era muy frío, el tiempo pasaba desapercibido, era igual mañana, tarde o noche; solo lo diferenciaba por la lógica. El cambio de turno de las enfermeras, las comidas, horarios de visita, todo esto era nuestro reloj. ¡Qué incertidumbre! En el ambiente se percibía un sentimiento de soledad, atmósfera de confusión y atmosfera de muerte.

Muchas veces pensaba y me decía: si las personas supieran el ambiente que se vive aquí adentro, seguramente no desearían estar en un hospital. Permanecía en cuidados intensivos, pero muy en mi interior sabía que Dios se iba a manifestar.

A los pocos días sufrimos los 6 al mismo tiempo una infección estomacal. Las enfermeras se movilizaban como ejército de un lado a otro. Se percibía mucha tensión, no podíamos dormir y estábamos consumidos por el cansancio. Al día siguiente llegó la calma. El Señor puso en mi corazón orar en lenguas. Sin parar decía: Dios mío, no puedo ni con mi alma, pero por obediencia lo haré.

Dios ¡clame! sácame de este lugar... Todos estaban débiles, la tensión era aún mayor, y de repente al tercer día, vino una enfermera y trajo una silla de ruedas que se aproximaba hacia mí. Mi corazón latía rápidamente, ella me ayudó a sentarme, y pensé: de seguro vamos por más exámenes. ¿Dónde vamos? le pregunté. Ella respondió a recuperación porque los doctores le dieron de alta.

¡Oré por los pacientes! Tenía una carga por ellos y le pedía a Dios misericordia, y que su tiempo en ese lugar fuese corto; y al igual que yo pudieran salir en bendición.

Me protegieron lo máximo al sacarme de esa sección porque fue durante la mañana, y no podía tener contacto, ni contagio. Me ubicaron en otro edificio en el piso 14, que solamente era para pacientes de trasplante. Estaba en una habitación privada y personal. No lo podía creer, respire profundo, respire libertad. ¡Qué bueno es Dios!

Quiero decirte que el espíritu de muerte era tan palpable, como el espíritu de libertad. Donde habita el Espíritu de libertad, está Dios. Esto era una lucha espiritual. Como no iba a sentir en cada paso agradecimiento cuando fue la misma mano de Dios abriendo camino a una hija suya.

Me recibió el doctor Atkin, y sonriente me dijo: has ganado batallas, y ahora estarás en una habitación VIP. Si todo va mejorando saldrás pronto, y si te portas bien dejaremos a un familiar visitarte por 2 horas. Dos grandes fechas se acercaban, mi cumpleaños y el Día de Acción de Gracias; y quería estar en familia.

Bueno es alabarte, oh Jehová, Y cantar salmos a tu nombre, oh Altísimo; Anunciar por la mañana tu misericordia, Y tu fidelidad cada noche... ¡Cuán grandes son tus obras, oh Jehová! Muy profundos son tus pensamientos.

Salmo 92:1,2,5

Te amo, oh Jehová, fortaleza mía.

Jehová, roca mía y castillo mío, y mi libertador; Dios mío, fortaleza mía, en él confiaré; Mi escudo, y la fuerza de mi salvación, mi alto refugio.

SALMO 18:1-2

Llegar a este nivel era una gran victoria. Para lograr alguna gran victoria de las manos del Maestro habrá: batallas que conquistar, batallas en contra del miedo y temor, batallas de soledad, batallas mentales, batallas de salud y muchas más. ¿Cuáles son tus batallas? Yo veía la mía, y era muy intensa. No solo en mi salud, sino también a nivel económica, de esperanza, de vida, de fe; y teníamos un enemigo externo que atacaba a la humanidad, la pandemia. En medio de toda la imposibilidad y toda la obscuridad, siempre brillará más alto y sublime la luz del Altísimo, nuestro Padre Celestial.

...echando toda vuestra ansiedad sobre él, porque él tiene cuidado de nosotros.

1 PEDRO 5:7

He aquí que yo les traeré sanidad y medicina; y los curaré, y les revelaré abundancia de paz y de verdad.

JEREMÍAS 33:6

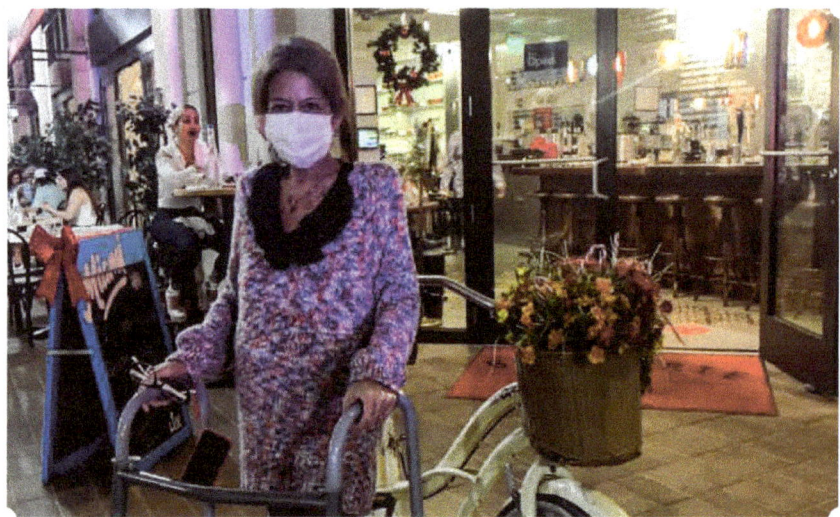

Capítulo 7

Seguir creyendo

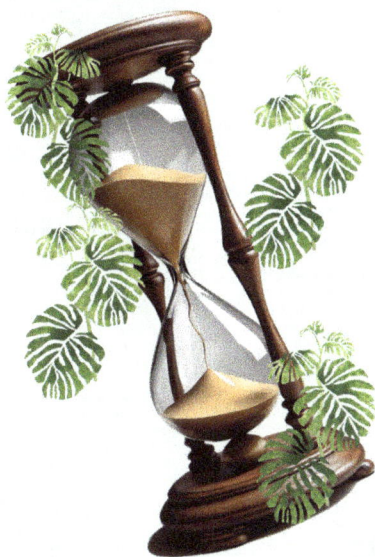

Cuando pases por las aguas, yo estaré contigo; y si por los ríos, no te anegarán. Cuando pases por el fuego, no te quemarás, ni la llama arderá en ti. Porque yo Jehová, Dios tuyo, el Santo de Israel, soy tu Salvador...

ISAÍAS 43:2-3

Para mí ese texto describe el seguir creyendo. Mientras miraba alrededor de la habitación donde estaba, apreciaba cada detalle. Todavía recuerdo que allí había un ventanal transparente desde donde tenía visión directa al lugar de llegada del helicóptero del área de trauma; y mientras veía parte de la ciudad y la admiraba cada día intercedía por las vidas que llegaban en estado de emergencia.

Aun en medio de mi situación Dios me llevó a un espacio que disfrute visualmente y desde donde también me permitía orar por otros. En mi condición todo parecía igual, pero no lo era. Muchas veces los pequeños detalles marcan la diferencia. ¡Qué hermoso es vivir para un Dios que nos muestra su presencia y amor en todo!

Hasta aquí todo me parecía una arena de pelea donde ganabas o perdías en cada golpe; pero lo importante era seguir escalando y salir del hospital. Ya estaba cerca de lograrlo. Me encontraba en la unidad de recuperación donde era atendida por enfermeros especialmente capacitados, farmacéuticos, trabajadores sociales, dietistas y coordinadores de trasplante bajo la dirección del cirujano y el médico de la sección.

En esta unidad se debe ya comenzar a planificar el regreso del paciente al hogar. Ya iba a volver a casa, y como parte de esta coordinación hay mucho que aprender sobre los cuidados personales, preparativos en los distintos servicios, cuidados en la casa, y si fuera necesario hasta equipos y administración de medicamentos.

El objetivo era regresar al hogar lo más pronto posible porque mientras mayor es la permanencia en el hospital, más riesgo existe de contraer infecciones. En general, nosotros, los pacientes de trasplantes, tenemos una mejor recuperación y desenvolvimiento al comer, caminar y dormir en nuestra casa y entorno familiar. Todos estos factores desempeñan un papel fundamental en una buena recuperación; pero sólo el cirujano autoriza la salida del paciente. Antes de dar el alta, el doctor debe asegurarse que el tiempo es el indicado y la salud del receptor está estable.

Recuerdo cuando me notificaron los riesgos de recibir un trasplante de órgano. Uno de estos era contraer una infección. Otros eran conocidos y esperados como: un resfriado y una bronquitis. Estos últimos son los mismos que suelen pasar otros pacientes; pero lamentablemente en nuestra situación corremos un mayor riesgo de contraer infecciones llamadas oportunistas, debido a los medicamentos inmunosupresores que recibimos para evitar el rechazo del órgano.

Este cuadro clínico nos hace susceptibles a los virus, hongos y bacterias que el cuerpo humano puede combatir con un sistema que se encuentre en una situación normal. Entre los tipos de infecciones están: el CMV o cytomegalovirus, NPC o pneumocystis, EBV virus o Epstein Barr; pero por medio de los exámenes de sangre que se realizan se pueden saber los parámetros y controlarlas o tomar medidas de prevención.

Otro de los riesgos a los que estamos expuestos es la disfunción renal. En algunos pacientes se puede presentar después del trasplante y es controlable con los medicamentos.

Así mismo, los trastornos psicológicos son un factor a considerar como riesgo debido a la anestesia general, y la presión mental y física que provoca someterse a este tipo de cirugía y los medicamentos que se suministran. Existe también la posibilidad de presentar trastorno de tensión o "stress" postraumático (PTSD), depresión y ansiedad después de un trasplante.

La realidad es que todo esto suena muy complejo; pero es necesario el conocimiento, así como una buena interacción con la persona guardián a cargo del paciente ya que se minimizan los riesgos de contagio, una vez dado de alta el paciente. Los cuidados en la casa deben ser estrictos como los del hospital ya que en ambos lugares hay altos riesgos y la idea es evitarlos ante todo. Lo que suceda depende en gran parte de la actitud del paciente junto a la educación post-operatoria de la familia y quienes serán parte de esta siguiente etapa de restablecimiento.

En mi caso tuvimos complicaciones por infección en esta etapa, como era de esperarse. Apareció "clostridium difficile" como parte de una infección bacteriana, a la vez tuve diarreas y luego pasé por una encefalopatía hepática que ataca al cerebro cuando el hígado no remueve las toxinas de la sangre. Esto me creaba confusión, falta de lucidez, desorientación, el que mi sueño se desequilibrara y me daba mucho agotamiento.

Recuerdo un día donde al regresar de la terapia me recosté en un sofá envuelta en sábanas. El personal se preocupó al llegar y no encontrarme en la cama. De inmediato reportaron el incidente al doctor, quien con su altura logró visualizarme en el área donde estaba, y produjo una gran sonrisa en mi rostro cuando con gran aclamación dijo: ¡ella está tomando sol en la Riviera Francesa! Recuerdo como me hizo reír, algo que no hacía desde mucho tiempo. Todo el cuarto se llenó de gran júbilo. Allí había enfermeras, doctores y estudiantes. El doctor continúo hablando y me preguntó ¿hacía mucho sol Zoraida? ¿cómo estaba la playa, estaba usted cómoda? Sabía que era una forma humorística para aliviar la tensión; pero desde ese momento se rompió algo en el ambiente.

Luego del evento me revisaban más los movimientos porque estaba muy inquieta debido a que tenía mucho dolor en mi cuerpo, por tanto tiempo de estar la camilla, y me adaptaron un auxiliar de aire al colchón. Durante este fuerte e inesperado proceso le oraba al Señor que no me soltara.

Cada día había una lucha nueva y nuevas batallas. A pesar de esto, trataba por todos los medios de cambiar el ambiente con la adoración 24/7 y escuchar prédicas continuamente. Oraba en lenguas para combatir la contaminación, y poco a poco iba percibiendo más y más fuerte la presencia del Señor.

Practicaba el imponerme yo misma las manos declarando que mi mente estaba alineada a la mente de Cristo, y recibiendo por fe que tengo la mente de Cristo. No cesaba de hacerlo, y en medio de los ataques que venían, sabía que lo que yo hablaba era real.

Hice un pedido a la enfermera ya que necesitaba una Biblia, y una libreta con bolígrafo. Ellos pensaban que era mis alucinaciones, pero ya desde ese momento, Dios me estaba hablando. El Espíritu Santo me habló de mi ordenación y nuevo servicio pastoral, de nuevos proyectos y del libro que ahora usted está leyendo y que por fe fue hecho conforme al propósito de Dios.

Mientras escribía y escribía, hoy 27 de septiembre del 2023, le decía a Dios: ¿será posible? muchas de esas anotaciones, ya casi un 75% están cumplidas. Dios es un Dios Todopoderoso; y claro que tuve dudas e incredulidad. ¡Muchas! Hasta llegué a pensar que eran cosas mías o de mi imaginación porque los demás ponían en duda la revelación; pero al vivirlas, sólo me queda decir: ¡GRACIAS! porque era la voz de Dios.

No me da pena decirlo, tuve mi primera ducha, eran paños de agua por todo mi cuerpo diariamente, pero no es lo mismo como una buena ducha, ¿verdad? lo disfruté muchísimo, como si estuviese en una cascada de agua, me impresionó el ejército de enfermeras, para hacerlo, solo en minutos, para ese entonces tenía un peso de 44.1 kg. y había perdido mucha masa muscular.

Gracias a Dios se tomaron las medidas inmediatamente para combatir estos dos diagnósticos con antibióticos lo que retardo 15 días aproximadamente la salida del hospital. Durante esos días, la rehabilitación y terapia física que cada día eran más exitosas, y las cuales anhelada, me daban más fuerza para compartir con el resto de los pacientes. Conocí a cada uno de ellos, ya que tenía más facilidad de movilización con la ayuda del andador, y poco a poco aumenté mi ritmo una vuelta diaria.

A estas alturas yo comía un poco más, sin embargo era necesario una nueva línea en mi brazo derecho para fluidos. Además los doctores autorizarón una dieta supervisada debido a las limitaciones de acceso y medidas de seguridad implementadas en el hospital por motivos de la pandemia.

Se logró la visita de mi hermano mayor, Hermógenes, solamente por 2 horas, y eso trajo mucha alegría a mi corazón. El verlo representaba el vínculo familiar. Mi madre, Margarita logró también verme por tan solo 1 hora. Como era una persona mayor me cuidaban de cualquier contagio y a ella también.

Fue un momento hermoso, pudimos hacer una videollamada con el resto de la familia. Por supuesto, estaba irreconocible porque tenía un mes y medio después de la operación y había bajado mucho de peso.

Nunca debemos de minimizar el poder de la oración. La oración tiene poder, en mi espíritu sabía que Dios tenía un ejército de intercesores que estaban permanentemente orando sin cesar. Por primera vez, sentí la presencia angelical, y día a día un ambiente de paz. Las cosas iban mejorando.

Estaba hablando con Dios y mirando a la pizarra de información del paciente, forma en que me actualizaba de lo que ocurría a mi alrededor, cuando percibí que las fechas no habían sido cambiadas. Por casi 3 días estuvo la misma fecha y el reloj paralizado. Ese turno lo trabajaba la misma enfermera. Algo estaba mal. Le pregunté a la físico-terapista al visitarme, y me miró diciendo: exacto Zoraida, algo está mal aquí, y tú estás correcta. Fue una clara señal de mi mejoría e inmediatamente fue reportado. ¡Gloria a Dios!

¡No tienen idea, como deseaba ya salir del hospital! Y veía esa pizarra y faltaban pocos días para finalizar octubre y entrar noviembre. Le pedí a Dios que me permitiera pasar mi cumpleaños el 4 de noviembre en casa. Este era un día después de las elecciones presidenciales en Estados Unidos de Norteamérica.

Te envié ayuda desde el santuario, y desde Sion te sostenga. Haga memoria de todas las ofrendas, y acepte tu holocausto. Te dé conforme al deseo de tu corazón, y cumpla todo tu consejo. Nosotros nos alegraremos en tu salvación, y alzaremos pendón en el nombre de nuestro Dios; conceda Jehová todas tus peticiones.

Ahora conozco que Jehová salva a su ungido; Lo oirá desde sus santos cielos

Con la potencia salvadora de su diestra.

SALMO 20: 2-6

Ellos flaquean y caen; más nosotros nos levantamos y estamos en pie

Salva, Jehová;
Que el Rey nos oiga en el día que lo invoquemos

SALMO 20: 8-9

Un día inesperado, vino la gran noticia, la salida estaba programada para el 3 de noviembre. Debería notificar a la persona-guardián (Alexandra Clarkson) para comenzar los preparativos, a fin de seguir todas las indicaciones para la alta.

¡Dios respondiendo los deseos del corazón!

Antes de la salida debemos aprender cómo reaccionar en caso de alguna complicación imprevista como: sangrado, infección o rechazo. De igual manera es necesario aprender a manejar los medicamentos, las citas médicas, laboratorios, y conocimiento del cuidado personal. También habían muchas otras advertencias como: la estabilidad emocional, evitar la tensión, caminar frecuentemente, no exponerse a situaciones que pudieran provocar resfriados, omitir ciertos alimentos, llevar una dieta balanceada, no conducir, no hace actividades que conlleven fuerza; y tomar las precauciones propias de un paciente de alto riesgo, con un sistema inmunológico comprometido.

El día llegó, el deseo era grande, pero al mismo tiempo sentía tristeza ya todo el personal médico se volvió como una familia auxiliar por casi un mes y medio. El Dr. Selvaggi y Dr. Atkin con su equipo, me dieron la primera despedida temporal con un gran abrazo; y con lágrimas en mi rostro compartía mi agradecimiento ilimitado por su profesionalismo y valor humano, sin olvidar sus palabras: ¡A vivir la vida, la vida es bella, y tú eres nuestra heroína!

¡Sus palabras me tocaron el corazón!

Capítulo 8

Entrando a la nueva temporada

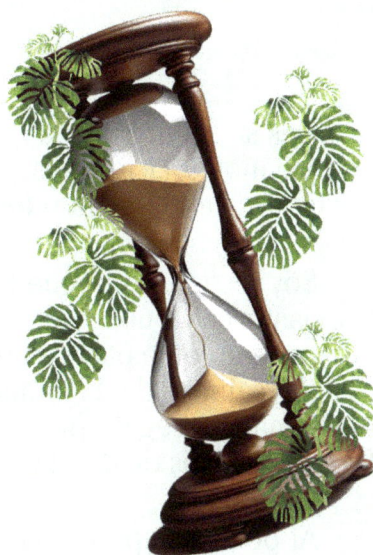

¡Llegue a casa!

T uve un recibimiento cariñoso donde mis vecinos y mi mamá esperaban por mí, ya que hacía mucho tiempo que no me veían. La pandemia y las regulaciones para evitar el contagio del virus del COVID no nos permitía socializar. Ese día todo estaba limpio hasta el corredor del edificio y al verlos alegraron mi corazón. ¡Los aplausos en el vestíbulo del hospital despidiéndome del equipo médico sumados a este recibimiento eran una verdadera victoria en Cristo Jesús!

¿Cuál creen ustedes que era mi primer deseo? Quizás es difícil imaginarlo, pero poder disfrutar de un baño con agua caliente en mi hogar, y luego ir a la cama directamente era algo que anhelaba. Todo era inusual para mí y sentía que no era mi espacio; incluso tuve una sensación inexplicable que perduró por quince días hasta que logré la adaptación nuevamente a mi hogar.

Llegamos alrededor de las 4:30 PM. Mientras dormía se realizaron los preparativos para una fiesta sorpresa de cumpleaños donde se me iba a festejar con un pequeño grupo cercano. Amistades y familiares de distintos lugares y países se reunieron vía "Zoom" y juntos celebramos mi cumpleaños a la manera pandémica, que luego resultó ser un excelente método de conexión y comunicación.

Soy testigo de lo que muchos doctores, profesionales, pastores y público general recomienda con razón al comprobar como parte de un exitoso proceso de sanidad que la calidez de la familia y amistades es la mejor medicina y el regalo preciso de parte de Dios. "Nuestro Dios es un Dios de detalles".

Al poco tiempo de haber llegado celebramos el Día de Acción de Gracias. Un día muy especial para juntos agradecer a Dios por esta segunda oportunidad.

Prepararon una mesa espectacular: mis sobrinas, María Andrea, Viviana y junto a grata visita de dos discípulas, Adriana y Gisell. Fue una noche hermosa aunque los pies estaban hinchados, las piernas alzadas a la altura de la otra silla, la incomodidad del caminador, medías apretadas; pero en medio de esto reíamos al disfrutar la brisa de la noche, la comida, la compañía y todo lo que sucede al estar unidos como familia en la hermosa presencia de Dios.

Una y otra vez miraba todo, y me parecía un sueño estar viviendo esta segunda oportunidad. En mi corazón estaba la familia del donante, y sin cesar agradecía por sus vidas y su valentía. Le pedía a Dios que los cubriera con su amor y consuelo.

¡*Todo tiene su tiempo*, incluyendo la agenda de los cielos, para vivirla aquí en la tierra! Levanté oración por los valientes de mandil blanco que nunca desertaron e hicieron que la ciencia y el poder sobrenatural pudieran juntos caminar sobre las aguas.

Recordaba las palabras de mi padre antes de morir cuando me decía: "nunca te olvides de servir en la obra de

Dios". Mi vida estaba marcada por esas palabras, y por el mayor sello de amor que Dios tuvo conmigo durante este poderoso milagro. La cicatriz que tengo me traspasa el cuerpo y llega hasta mi ser interior por todo lo vivido. Al mirarla me decía: ¡es como la marca de Jesús en su mano! ¡Señor que sea de testimonio para aquellos que no creen!

Todas estas vivencias desarrollaron en mí un corazón que vive en continuo agradecimiento. ¡Gracias mi Jesús, eres excepcional! Ahora está visión formaba parte de mi vida, y la recordé mientras celebramos. Allí junto a familia y amigos levanté mi vara de fe, de rendición, y disfrutaba de la mesa que preparaste para decir en alto: GRACIAS PADRE AMADO, GRACIAS MI AMADO, ¡A TI SEA TODA LA GLORIA! TU DISEÑO ESTÁ DE PIE por medio de LA SEGUNDA OPORTUNIDAD.

La vida es tan bella mi querido lector, quizás tu segunda oportunidad sea otra; pero permite que al llegar a lo profundo de tu vivencia puedas sanar por completo, para luego disfrutar y saborear los deleites de Dios por medio de su maravillosa y perfecta creación hecha para nosotros. La belleza natural nunca se comparará a la belleza eterna, ni las riquezas terrenales con las riquezas del cielo. ¡Si te llegó tu segunda oportunidad DISFRÚTALA Y SOBRE TODO VÍVELA CON RESPONSABILIDAD!

¡Dios es un Dios de Segundas Oportunidades!

Seguimos caminando en esta nueva temporada, nuevas terapias, nuevas dietas, nuevos medicamentos, citas médicas continuas, múltiples cuidados y medidas de seguridad; y así también seguíamos celebrando las fiestas navideñas del nuevo año 2021. ¡Brindamos por esta nueva temporada!

A los pocos días fui a la Sala de Emergencia por un sangrado. Esta posibilidad estaba entre los riesgos que me mencionaron, pero la causa era otra. Tuve un sangrado uterino disfuncional que a los 3 días se logró controlar.

Transcurrieron casi diez meses y los ductos biliares fueron afectados elevando los niveles de la bilis. El término "transaminitis" es uno que describe el elevado nivel de ciertas enzimas hepáticas llamadas transaminasas en la sangre. Esto me produjo una intensa picazón como una reacción alérgica sin ronchas.

Tuve que pasar por el proceso de ERCP con biopsia vía bucal. Este es un procedimiento endoscópico usado para identificar la presencia de: tumores, piedras y estrechos (narrowing) ductos biliares. En mi caso se hicieron dos procedimientos porque la primera vez se perdió el "stent" y no logró ensanchar los ductos biliares. En la segunda, el gastroenterólogo utilizó un doble "stent" lo que ayudó a poder abrir los ductos y dejar fluir la bilis correctamente. Se logró el objetivo.

¡Leve tribulación, mayor es el peso de su gloria!

Básicamente el 2021 fue un año de procesos. Entre estos puedo mencionar la continua recuperación, terapias, caminatas para fortalecimiento, dejar el andador a los cuatro meses de la operación e ir poco a poco caminando según perdía el temor de sufrir una caída. A los seis meses me permitieron manejar, pero con acompañante. Los desafíos eran mayores, pero la nueva vida y libertad también.

Comencé a tener dureza en las uñas, ya no estaban tan débiles, el pelo crecía en gran volumen, poco a poco podía volver a usar el maquillaje que antes no me era permitido, así como el tinte de cabello y pintura de uñas.

Todo lo que utilizaba eran productos de niños: para bañarse, lavar las manos, diversas cremas, gel de baño, y todavía no m era permitido el perfume. Poco a poco fui tolerando los químicos y aun así mi preferencia eran los orgánicos.

Las dobles grapas de la cirugía fueron removidas a lo largo de los cuarenta días después de la operación, y las vacunas necesarias como paciente de inmunología comprometida me fueron aplicadas.

Dios me estaba preparando para un nuevo año glorioso. Es muy difícil descifrar lo que siente al ser un paciente trasplantado. El mayor sentimiento es el de amparo y protección que se experimenta luego de saber que tus días aquí en la tierra estaban contados y una divina misericordia los prolongó mediante un regalo inmerecido que llegó solo por su gracia y amor. ¡El ser alcanzados por su amor te lleva a entender que naciste con un propósito y hay que cumplirlo!

¡Si Dios extendió mis días aquí en la tierra es porque aún tengo mucho que hacer; y deseo que este libro por inspiración del Espíritu Santo toque tu vida!

Estas cosas os he hablado para que en mi tengáis paz. En el mundo tendréis aflicción, pero confiad, yo he vencido el mundo.

JUAN 16:33

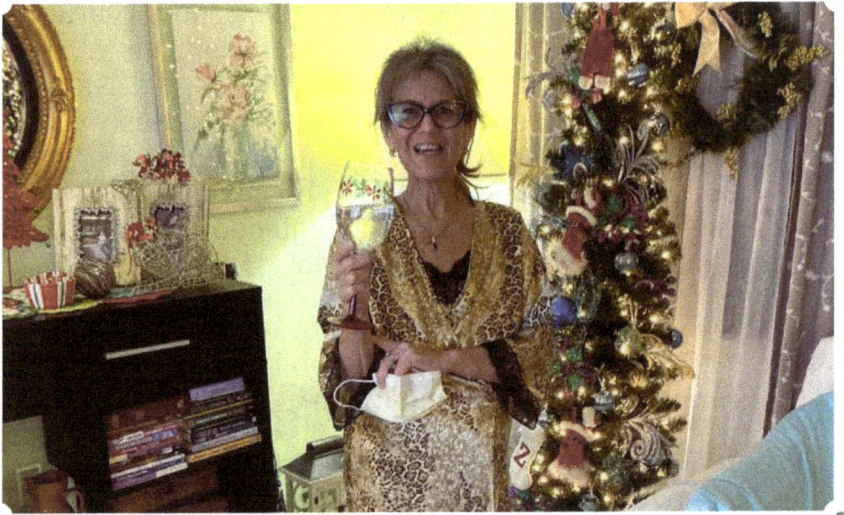

¡TODO TIENE SU TIEMPO! INCLUYENDO LA AGENDA DE LOS CIELOS, PARA VIVIRLA AQUÍ EN LA TIERRA

Eclesiastés 3

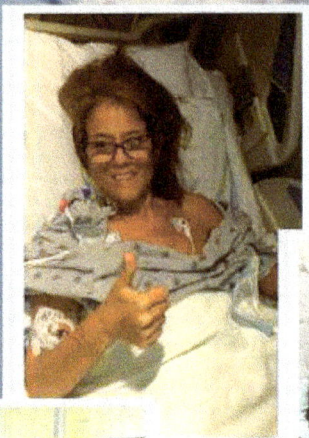

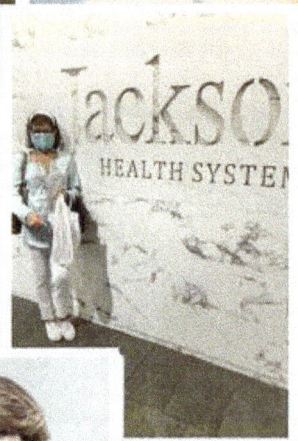

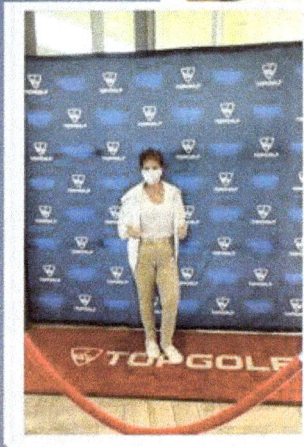

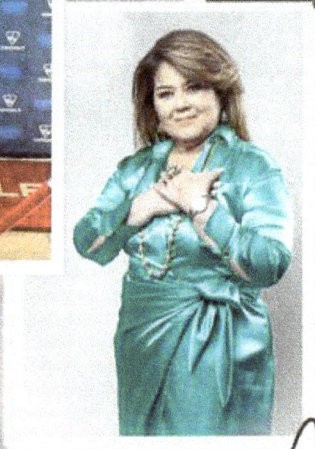

Gracias Mi Jesus

Capítulo 9

Caminando en mi segunda oportunidad

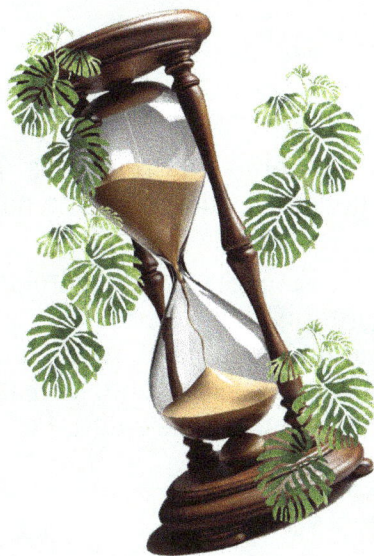

¡Llegó el nuevo año 2022, gracias a Dios! Ya las puertas territoriales globales se iban abriendo poco a poco a una normalidad mayor para la humanidad. Mi reto ahora era afrontar mi realidad con el exterior, el tiempo es muy preciado y valioso.

> *Todo tiene su tiempo, y todo lo que se quiere debajo del cielo tiene su hora.*
>
> ECLESIASTÉS 3:1

Mientras estaba en recuperación tuve muchos encuentros con mi Padre Celestial y muchas visiones. Una de estas era escribir mis vivencias. Es ahí donde nace este libro **Mi Segunda Oportunidad, A los pies del Maestro.**

Tienes en tus manos el sueño de Dios, su obra inspirada por el Espíritu Santo y vivida por Zoraida. Dios tenía ya escrita mi agenda. Comencé a viajar y mi primera experiencia fue un viaje familiar a Orlando. ¡Qué alegría ser parte de todo nuevamente! No tienen idea amados lectores como disfrute. Era como una niña que llevan por primera vez a un parque de atracciones. ¡Dios mío!, era increíble esa sensación, la brisa, la comida, todo lo disfrutaba, saboreaba los deleites de la creación con la inocencia y nobleza de la naturaleza.

Estuve muy ausente de los placeres y aislada de prácticamente todo por 3 años. Sentía el hospital como mi hogar, mi familia era el equipo médico; y esto se sumaba al doble aislamiento ocasionado por la pandemia y las regulaciones de salud. Por eso ahora era como volver a nacer.

Durante mi tiempo en el hospital siempre era visitada por un capellán de la misma institución que oraba y me leía la Palabra. Era el único visitante que estaba permitido ingresar. Dios nunca te deja solo. El capellán es un ministro de Dios que atiende las necesidades de aquellos que están pasando por alguna situación; y lo hace con la autoridad legal y eclesiástica que se le permite al ingresar a lugares como hospitales, prisiones, facilidades gubernamental, etc... En tiempos de crisis, ellos pueden tener acceso por la función que realizan para ayudar a quienes lo necesitan.

Esta experiencia me hizo recibir el llamado al Ministerio de la Capellanía y Consejería Cristiana equipándome virtualmente en la Universidad Teológica de Georgia con los Doctores/Pastores Ignacio y Lizbeth Suastegui y Odalys Rodríguez.

Ese fue mi primer escalón para comenzar esta nueva temporada como parte del campo de docencia académica. Así mismo fui llamada a entrenar y levantar el liderazgo del Ministerio Luz de Restauración que dirige el Pastor José R. Urdaneta, quien está bajo la Cobertura del Ministerio Rey Jesús Miami en el estado de California.

Ministrando éstos al Señor, y ayunando, dijo el Espíritu Santo: Apartadme a Bernabé y a Saulo para la obra a que los he llamado. Entonces, habiendo ayunado y orado, les impusieron las manos y los despidieron.

HECHOS 13:2-3

¡Qué tiempo maravilloso! Dejé atrás todo para dedicarme al servicio de Dios; y como no hacerlo cuando fui apartada para Él y ahora me daba esta **segunda oportunidad**. Créanme que vale la pena servirle.

Pero cuando agradó a Dios, que me apartó desde el vientre de mi madre, y me llamó por su gracia, revelar a su Hijo en mí, para que yo le predicase entre los gentiles, no consulté en seguida con carne y sangre...

GÁLATAS 1:15-16

Te doy las gracias por llegar hasta aquí, y te pido que si mis vivencias han tocado tu corazón, no permitas que nadie te robe esta experiencia. Ve y cuéntala, propaga las buenas noticias de salvación, y que así como Dios me dio una **segunda oportunidad** de vida, es mi oración que te dé una mayor a ti donde la pidas.

¡Dios es tardo para la ira, pero grande en misericordia!

Te pido que hagas está oración juntamente conmigo, y verás que tu vida no volverá a ser igual:

"Padre Celestial, en este día has tocado mi vida. Te pido perdón por mis pecados, límpiame y sáname. Te pido una segunda oportunidad. Hoy reconozco que Jesús es tu Hijo amado y lo acepto como mi Salvador y Señor.

Te entrego mi vida, escribe mi nombre en el libro de la vida y ven a ser el piloto que me dirige y transforma para tu gloria. Gracias por tu amor, por el regalo precioso de la salvación y la sangre de Cristo que me lava y restaura. Oramos en el poderoso nombre de Jesús de Nazareth. ¡Amén! ¡Dios te bendiga grandemente!

Acontecerá en aquel tiempo que su carga será quitada de tu hombro, y su yugo de tu cerviz, y el yugo se pudrirá a causa de la unción.

Isaías 10:27

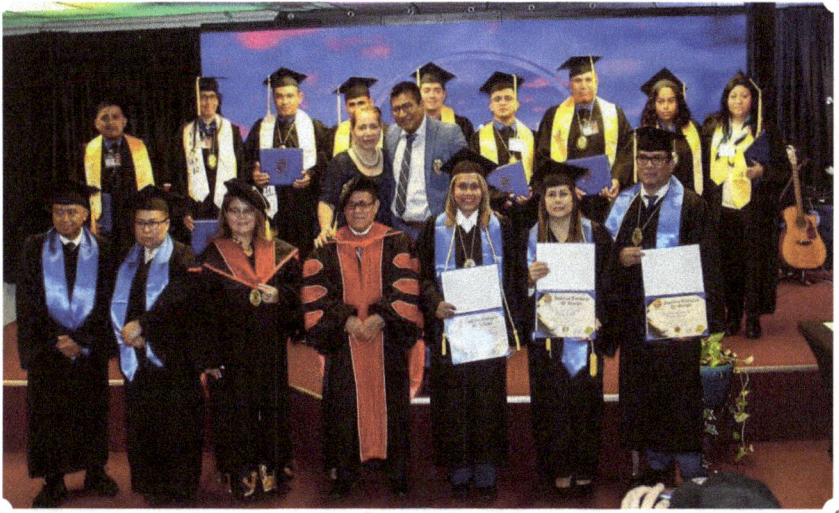

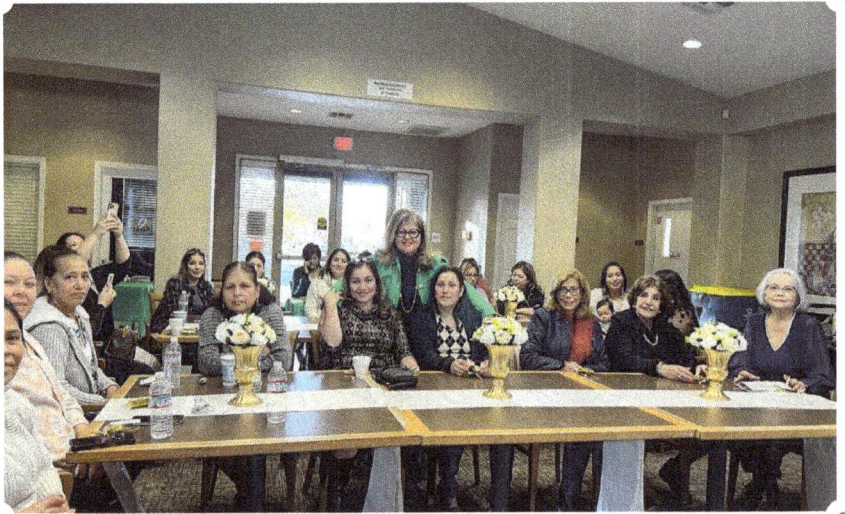

Epílogo

Uno de los sueños de Dios se ha cumplido. Todavía hay muchos, pero este que me encomendó hoy lo tienes en tus manos. Es un arma para predicar el evangelio a toda criatura, demostrando sus maravillas, prodigios y milagros. Estoy convencida que tu historia también será escrita porque no fue casualidad que la mía llegó a ti.

¡Los caminos de Dios son inciertos! A su vez también son los más acertados para la humanidad. Es mi deseo que mis vivencias y procesos toquen la vida de muchas personas con una semilla de fe y a la ciencia al saber que ¡Dios es Dios, está vivo, y es real!

Toda la creación está al servicio de nuestro Creador para el cumplimiento de su propósito en nuestras vidas.

No límites a Dios, ni dudes de su manifestación porque en cualquier momento de tu vida habrá ese de repente. Espéralo y sigue creyendo.

Que tu fe no se debilite a pesar de las tribulaciones, recuerda que Dios puede tornar todo para bien. ¡Que tu fe se incremente día a día, y se cumplan los anhelos de tu corazón de acuerdo a la buena, agradable y perfecta voluntad de Dios!

Los milagros solo existen en el ahora, pero ya fueron hechos en la eternidad donde no hay límites de tiempo.

Los milagros deben ser recibidos, de lo contrario se pueden quedar sin llegar. ¡Nosotros tenemos que declarar la Palabra y creer! ¡El principio del milagro, es activar la fe del ahora!

¡Levántate y Resplandece, hombre y mujer de Dios porque tu tiempo ha llegado! Es tu nueva temporada.

ORACIÓN DE SANIDAD

Si hiciste la oración anterior que se encuentra en el Capítulo 9, has entrado al Reino de Dios y su justicia. Ya no caminarás independientemente, controlando tu vida, por el contrario, el Señorío de Jesús gobernará todo tu ser.

Si estás pasando por una situación de salud vamos a orar juntos:

Padre Celestial, te presento la vida de (diga su nombre), presento su diagnóstico médico (diga su diagnóstico, como por ejemplo hepatitis etc.). La ciencia tiene un límite, pero oramos al Dios de lo imposible que toda circunstancia terrenal es doblegada por tu inmenso amor y poder.

Te pedimos que la promesa escrita en la Biblia en el libro de Isaías donde dice: *por las llagas de Cristo somos sanos, sea un sí y un amén* **en la vida de tu hijo (a). Te pedimos perdón por no cuidar nuestros cuerpos con el cuidado debido y conocimiento del hábitat del precioso Espíritu Santo.**

Señor perdónanos y que tu infinita misericordia nos alcance para que hallemos gracia y favor ante ti. Mi amado Jesús, tú que todo lo tornas para bien por tu resurrección me declaro sano (a) en el poder del Espíritu Santo. *A ti sea la gloria y el poder por los siglos, Amén, Amén.*

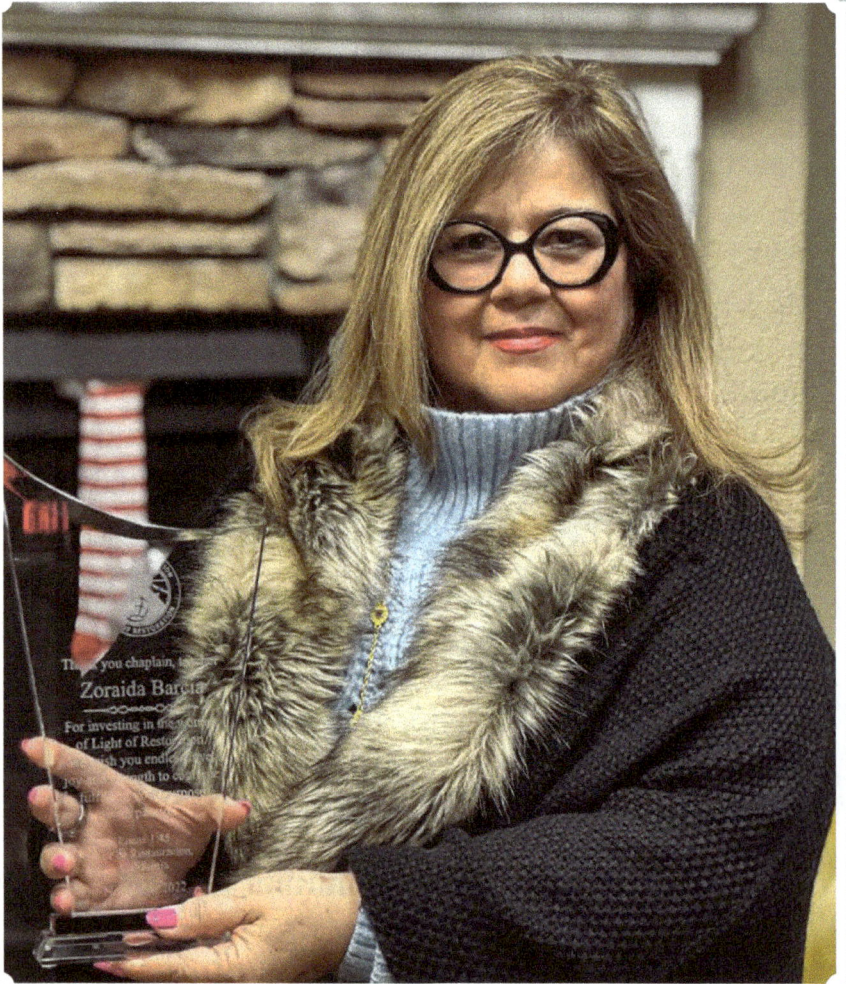

Bibliografía

Biblia Plenitud, versión Reina Valera 1960 Editorial Caribe, Nashville, TN 37214

Nueva Concordancia Strong, James Strong, LLD, STD. Grupo Nelson Publishers

Como caminar en el Poder Sobrenatural de Dios, Guillermo Maldonado, Editorial Whitaker House, New Kensington, PA 15068

The miracle of Transplantation, Transplant Candidate Informed education Acknowledgement, Jackson Health System

American Society of Transplantation, AST, myAST. org. Publicación Julio 2018

UNOS, United Network for Organ Sharing, talking about transplantation, www.unos.org